糖尿病
就医指南

TANGNIAOBING JIUYI ZHINAN

主 编 陈璐璐

U0194039

世界图书出版公司

图书在版编目（CIP）数据

糖尿病就医指南 / 陈璐璐主编 . –– 北京 : 世界图
书出版公司 , 2020.1

ISBN 978-7-5192-7253-1

Ⅰ . ①糖… Ⅱ . ①陈… Ⅲ . ①糖尿病－防治－指南
Ⅳ . ① R587.1–62

中国版本图书馆 CIP 数据核字 (2020) 第 008054 号

书　　　名	糖尿病就医指南	
（汉语拼音）	TANGNIAOBING JIUYI ZHINAN	
主　　编	陈璐璐	
总 策 划	吴　迪	
责 任 编 辑	韩　捷	
责 任 校 对	李秘秘	
装 帧 设 计	刘　陶	
出 版 发 行	世界图书出版公司长春有限公司	
地　　　址	吉林省长春市春城大街 789 号	
邮　　　编	130062	
电　　　话	0431-86805551（发行）	0431-86805562（编辑）
网　　　址	http : //www.wpcdb.com.cn	
邮　　　箱	DBSJ@163.com	
经　　　销	各地新华书店	
印　　　刷	长春市赛德印业有限公司	
开　　　本	787 mm×1092 mm　1/16	
印　　　张	16	
字　　　数	279 千字	
印　　　数	1—5 000	
版　　　次	2020 年 1 月第 1 版　　2020 年 1 月第 1 次印刷	
国 际 书 号	ISBN 978-7-5192-7253-1	
定　　　价	48.00 元	

陈璐璐，医学博士，主任医师，教授，博士研究生导师，华中科技大学同济医学院附属协和医院内分泌科主任，国务院政府特殊津贴专家。

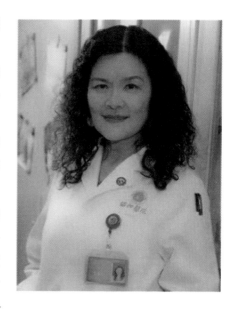

现任中华医学会内分泌学分会副主任委员、中国女医师协会糖尿病学会副主任委员、中华医学会内分泌学分会血脂学组组长、中国医师协会内分泌代谢病分会常务委员、国家食品药品监督管理局药品评审委员会专家、湖北省糖尿病学会主任委员、湖北省内分泌学会主任委员、湖北省医学会常务委员、湖北省女医师协会副会长。

担任《Diabetes Care中文版》副主编、《J of Diabetes》《Nature Review Endocrinology 中文版》《JCEM 中文版》《柳叶刀内分泌糖尿病分册中文版》《中华内分泌代谢杂志》《中国糖尿病杂志》《中华糖尿病杂志》《华中科技大学学报医学外文版》《临床内科杂志》等杂志编委。

曾在丹麦哥本哈根临床与基础研究中心做博士后，美国哥伦比亚大学糖尿病中心做客座教授。完成及承担国家重点研发计划重点专项研究、"重大新药创制"科技重大专项、国家自然科学基金、国家十一五科技支撑计划、卫生部课题、省科技厅及卫生厅重点研究项目多项。在国内外多家学术刊物上发表论文 320 余篇，其中 SCI 论文 67 篇。培养博士及硕士研究生 150 余名。

科研项目承担情况及课题来源：国家重点研发计划重点专项研究"肥胖大型队列及数据库体系的建立与共享"项目组负责人，十一五科技支撑计划子项目 1 项"代谢综合征的早期识别和干预技术研究"，主持国家自然科学基金 5 项，主持湖北省重大科技攻关项目 3 项，中华内分泌学会合作项目 1 项，主持其他省部级课题 6 项，主持市级、校级课题 2 项。

学术成就：首次提出追赶生长是中国乃至亚洲 2 型糖尿病高发的关键原因；独创构建成年期追赶生长大鼠模型；历经 20 年深入系统研究，带领团队已在该研究中获得国家级课题 16 项，多次受邀在华夏内分泌年会上大会报告，ADA 口头报告，ADA 及 EASD 壁报交流。

获得中华医学会内分泌学分会"杰出贡献奖——朱宪彝奖""糖尿病教育贡献奖""胰岛素分泌研究成就奖"；湖北省及武汉市科技进步一等奖、二等奖 3 项；两届华中科技大学"师表奖"；并获湖北省教育厅先进女职工称号。"中国人群 2 型糖尿病发病新机制的研究及其临床应用"湖北省科技进步一等奖；"追赶生长对 2 型糖尿病发病的影响及干预应用"研究成果鉴定获权威专家认可，该研究成果已达国际先进水平，部分达国际领先水平，包括《新华每日电讯》在内的全国 50 余家主流媒体对此进行报道。

《糖尿病就医指南》编委会

主　编　陈璐璐

副主编　邓秀玲　张苏河　王智明　金　肆

编　委　（按汉语拼音排序）

　　　　陈璐璐　邓向群　邓秀玲　金　肆

　　　　柯　丽　乐　岭　李凝旭　刘　赓

　　　　闵　洁　田胜华　万　青　王智明

　　　　吴红艳　肖方喜　肖　菲　肖　虎

　　　　熊　翠　张好好　张红梅　张皎月

　　　　张苏河

糖尿病是一种需要终身综合管理的慢性疾病，我们糖尿病专科医生治疗糖尿病人的目标之一就是要把糖尿病患者培养成"糖尿病自我管理专家"，糖尿病治疗的"五架马车"里，饮食、运动控制和血糖监测都需要患者和家人在平时生活中进行科学的管理。

尽管长此以来我们不懈地坚持糖尿病的科普教育，但事实上，还是有不少的患者在疾病的诊治过程中，因为惧怕糖尿病是终身疾病的思想，在疾病的诊治过程中受到不少的误导，走了不少的弯路，白白花了许多冤枉钱不说，还浪费了大量人力和时间，耽误了病情。我深深感到，糖尿病教育还远远不够。患者罹患糖尿病后，首先想到的是糖尿病得上就是一辈子，人生好像就不再灿烂了；一提到胰岛素，就担心胰岛素注射麻烦，还担心会不会成瘾；控制饮食太难了，药物那么多，哪个好？怎么用？运动怎么进行？一边是身体的病痛，一边是深深的忧虑。互联网上的信息纷繁复杂，犹如乱花迷人眼。而糖尿病患者越来越年轻化，工作繁忙，往往又没有时间能够经常上医院复诊和去内分泌专科接受专家的指导。

糖尿病教育之路，任重而道远。正是基于以上的现状，我们组织了一批在临床一线工作多年、有丰富经验的医生集体撰写这本《糖尿病就医指南》，旨在帮助糖尿病患者和家人扫清迷雾，终结流言，正确认识和管理糖尿病，能够科学就医。通过认真学习本书，相信你也会成为一名"糖尿病专家"。

本书上篇第一部分到第十一部分深入浅出、通俗易懂、图文并茂地系统介绍了糖尿病的知识，包括糖尿病的发病机制、临床表现、

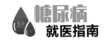

辅助检查、糖尿病及并发症的防治知识，让大家对糖尿病有全面的科学的认识，以免受到虚假医药广告或者错误的糖尿病信息的误导。本书详细介绍了糖尿病的医学营养治疗、运动治疗、糖尿病护理和心理治疗，相当于给患者和家属提供了全方位的包括饮食、运动、心理指导和护理等在内的咨询服务。

2018年和2019年联合国糖尿病日的主题都是"家庭与糖尿病"，一个"健康"的家庭，在糖尿病的预防、管理以及照顾等等方面，都起着重要作用。然而，"家庭"对于糖尿病患者的关键性，却被大多数人忽略了。糖尿病的发病是遗传因素和环境因素的共同作用，糖尿病人的整个家庭掌握糖尿病防治知识，既有利于糖尿病患者院外的自我管理，也有利于家庭养成健康的生活习惯，共同防治糖尿病。本书非常适合全家一起阅读学习。

由于老年人群糖尿病发病率更高，而且往往合并症多，低血糖风险也大，第十一部分专门介绍了老年糖尿病的特点和处理。本书第十二部分以两个病例生动地展现了糖尿病早期治疗和晚期治疗的效果和转归。

本书的特色，即下篇部分，列出了目前我国各省市自治区糖尿病领域的权威专家名录，方便广大糖尿病患者和家人能够迅速就近找到身边的专家，及时高效地就诊，为患者和专家之间搭建一个便捷、实用的桥梁，便于指导糖尿病患者科学就医。同时感谢中科耐迪（杭州）生物技术股份有限公司对本书出版给予的支持与帮助。

希望本书能让广大糖尿病友及家属获益，成为您的良师益友，成为每个糖尿病家庭的必备"宝典"。

由于医学科学发展日新月异，书中难免有不足之处，敬请广大读者指正。

编　者

2019 年 8 月

CONTENTS 目录

上篇 糖尿病的科普知识

CONTENTS

CONTENTS

CONTENTS

第六部分　糖尿病的预防

第七部分 糖尿病心理治疗

CONTENTS

第十部分 糖尿病医学营养治疗

第十一部分　老年糖尿病的特点和处理

第十二部分　糖尿病病例分享

下篇　糖尿病专家介绍

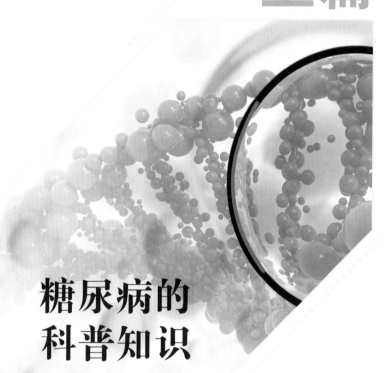

上篇

糖尿病的
科普知识

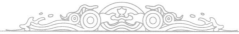

第一部分
糖尿病基本知识

1. 什么是血糖，体内血糖是如何调节的？

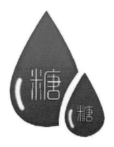

血糖顾名思义是指血液中的葡萄糖，是人体主要的能量来源，也是构成机体结构物质的重要组成部分。下图简单显示了血糖的来源和去路。

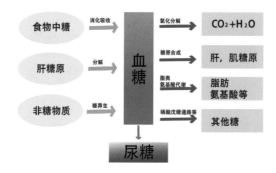

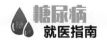

2. 正常人的血糖是多少，如何判断自己的血糖高低?

正常人空腹血糖一般在 3.9 ～ 6.1 mmol/L，餐后 2 小时血糖在 4.4 ～ 7.7 mmol/L。糖化血红蛋白正常值一般为 4% ～ 6%。

血糖的异常一般分为两种情况:

（1）高血糖: 若有"多饮、多食、多尿、消瘦"，即"三多一少"症状，测得空腹血糖（至少空腹 8 小时以上）≥ 6.1 mmol/L，或者餐后 2 小时血糖 ≥ 7.8 mmol/L，或者糖化血红蛋白 ≥ 6.0% 都需要有所警惕，需要进一步行糖耐量检查明确。根据糖耐量检查结果可对高血糖情况分为三类（表 1-1）。

表 1-1 糖尿病和其他高血糖的诊断标准

	血糖浓度 mmol/L（mg/dl）		
	全血		血浆
	静脉	毛细血管	静脉
糖尿病			
空腹或	≥ 6.1（110）	≥ 6.1（110）	≥ 7.0（126）
服糖后 2 小时	≥ 10.0（180）	≥ 11.1（200）	≥ 11.1（200）
IGT（糖耐量损伤）			
空腹或	< 6.1（110）	< 6.1（110）	< 7.0（126）
服糖后 2 小时	≥ 6.7（120）～	≥ 7.8（140）～	≥ 7.8（140）～
	< 10.1（180）	< 11.1（200）	< 11.1（200）
IFG（空腹血糖受损）			
空腹或	≥ 5.6（100）～	≥ 5.6（100）～	≥ 6.1（110）～
	< 6.1（110）	< 6.1（< 110）	< 7.0（126）
服糖后 2 小时	< 6.7（120）	< 7.8（< 140）	< 7.8（< 140）

这三种情况都需要进一步进行饮食、运动干预，必要时降糖药物治疗。

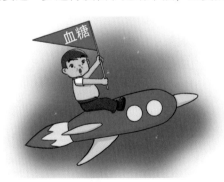

（2）低血糖: 正常人血糖 < 2.8 mmol/L，糖尿病患者血糖 < 3.9 mmol/L 称为低血糖（以上均为静脉血），出现低血糖时可伴有交感神经兴奋症状，如饥饿、心悸、手抖等，严重时可因脑细胞缺少供能而产生脑

功能障碍表现，如头晕、嗜睡、思维及言语迟钝、步态不稳，可有幻觉、躁动，甚至性格改变等。应积极寻找原因，若无糖尿病病史，应考虑胰岛 β 细胞瘤、重症肝病、某些药物作用等原因；若有糖尿病史，应首先考虑降糖药物过量，及时调整药物品种及用量，减少低血糖发生。

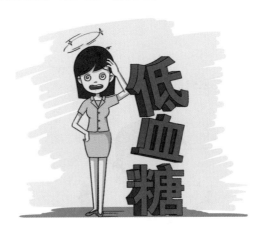

3. 胰岛素有什么作用？如何调节血糖？

在人体胃的后下方有一个长形的器官，称之为胰腺，在显微镜下，胰腺细胞看起来就像一个小岛，因此被称为"胰岛"。胰岛素由"胰岛"中的"β细胞"分泌产生，是一种蛋白质激素。任何的蛋白质，要是遇到胃酸，就好像牛奶发酵一样，变成乳酪状了，原来所有的功能、药效也就消失了。因此，胰岛素是一种蛋白质，不能"吃"，只能注射，就是这个道理。

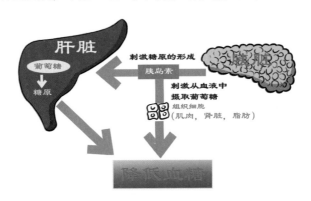

胰岛素的作用如下：促进糖原合成、促进糖酵解、促进脂肪酸合成、

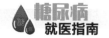
促进脂肪酸酯化、促进葡萄糖进入细胞。简单点来理解就是：①降糖；②储存脂肪。

胰岛素是人体内唯一能降低血糖的激素。胰岛素像一把钥匙，只有它与各器官组织的细胞上的胰岛素受体（锁）结合，才能使血中的葡萄糖顺利进入细胞，为人体提供能量，因此，如果"钥匙"打不开"锁"，血糖就会出现异常。

4. 影响血糖的因素有哪些？

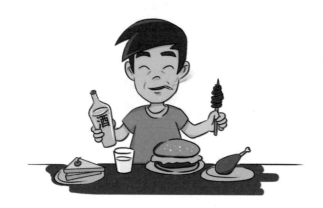

（1）饮食：主食、油脂、糖类都能大幅度影响血糖。

（2）运动不足："饭后百步走，活到九十九"是有道理的。

（3）睡眠障碍：失眠、嗜睡或早醒。

（4）肥胖或超重。

（5）吸烟、饮酒。

（6）其他：天气、季节、炎症刺激、胃肠功能紊乱、精神压力大、降糖药不规范使用或服用其他药物影响等。

5. 什么是糖尿病？

糖尿病是迄今为止人类发现的最古老的病种之一。从有确切的史料文字记载开始，人类对它的观察至少有 3500 年以上的时间，而我国传统医学对糖尿病已有认识，属"消渴"症的范畴，早在公元前 2 世纪，《黄帝内经》

已有论述。在不断的病症观察中，人们开始逐渐的总结糖尿病的基本病症，为以后的研究奠定了非常翔实的基础。

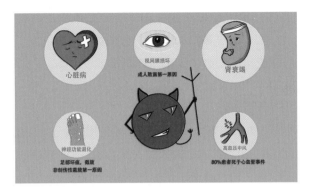

糖尿病是一组以高血糖为特征的代谢性疾病。高血糖则是由于胰岛素分泌缺陷或其生物作用受损，或两者兼有引起。糖尿病是长期存在的高血糖，导致各种组织，特别是眼、肾、心脏、血管、神经的慢性损害、功能障碍。

6. 糖尿病是怎么得的?

"我不喜欢吃糖，怎么会得糖尿病？"这是糖友们常问的问题。糖尿病的病因和发病机制极为复杂，至今未完全阐明。不同类型其病因也不尽相同，即使在同一类型中也存在差异性。目前认为，遗传因素及环境因素共同参与其发病。年龄增长、现代生活方式、营养过剩、体力活动不足、子宫内环境及应激、化学毒物等均与糖尿病发病相关。

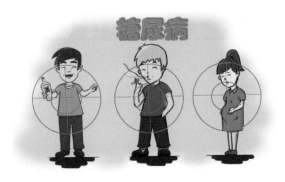

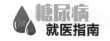

日常生活中加速胰岛 β 细胞功能衰竭的因素都能促使糖尿病发生，如①长期进食量超过平时需要量，尤其是偏爱过多含糖食品；②体重逐渐增加，特别是中心性肥胖，胰岛素的敏感性下降，促使 β 细胞代偿性多分泌胰岛素以满足糖代谢需要；③过多摄入酒精、脂类食品（多油腻、多干果、多油炸食品）等；④缺乏运动锻炼、少体力活动者。

7. 得了糖尿病怎么办？

得了糖尿病怎么办？不要急，不要慌，到正规医院寻求医生帮助。要正视自己血糖升高的事实，树立管理血糖的信心，主动与主治医师的诊疗相配合。

糖尿病是慢性病，很难治愈，但只要血糖控制得当，照样可以拥有正常寿命。我们要做的就是配合医师完成糖尿病的综合治疗。进行合理的饮食搭配，是血糖达标的基础，积极科学的运动是血糖达标的手段，学会自我监测保障血糖的平稳，通过有效的药物治疗帮助控制糖尿病的进展，参加糖尿病的教育活动，树立信心，交流经验，排解不良情绪，达到预防并发症的终极目的。

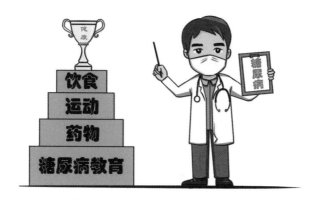

（1）饮食治疗：均衡的饮食：50% 米面杂粮为主食，菜以蔬菜为主，豆制品、奶制品要适当吃，油、盐、糖要少吃，水果适量吃，宜两餐之间服用。

（2）运动治疗："一、三、五、七"运动法："一"——至少选择一种适宜的运动；"三"——每次运动时间在 30 分钟以上；"五"——每周运动五次以上；"七"——运动后心率加年龄约为 170。

（3）药物治疗：药物一定要根据具体情况具体选择，要配合执行医生的方案，坚持正确服药，保健品不能代替正规医学治疗。有些人担心胰岛素会"成瘾"，这是错误的。1型糖尿病一定要依赖胰岛素，部分2型糖尿病也要使用胰岛素；还有一些肝肾功能不太好的患者，吃药可能不合适了，这时候也可以选择打胰岛素。

（4）糖尿病教育：糖尿病是一种复杂的慢性终身疾病，它的治疗是一项长期并随病程的进展不断变化的过程，必须与自然病程和病情相结合，及时调整治疗方案。我们患者自己要学会自我监测血糖，应用便携式血糖计观察和记录血糖水平；并且要记糖尿病生活日记，记录每天的饮食、活动情况与相应的血糖（如早餐前、早餐后、晚餐前、睡前），然后学会分析血糖升高的原因，比如与自己的生活规律有什么关系、自己吃什么东西会引起血糖升高等，了解自己所吃药物的剂量是多少，为调整药物剂量提供依据；每2～3个月定期复查糖化血红蛋白（HbA1c），了解糖尿病病情控制程度，及时调整治疗方案；每年做1～2次全面复查，着重了解血脂以及心、肾、神经和眼底情况，尽早发现大血管、微血管并发症，并给予相应治疗。

8. 什么是1型糖尿病、2型糖尿病、特殊类型糖尿病、妊娠期糖尿病？

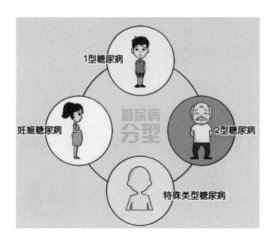

临床上根据病因学的不同将糖尿病分为4大类，即1型糖尿病、2型糖尿病、妊娠期糖尿病和特殊类型糖尿病。1型糖尿病、2型糖尿病和妊娠期

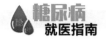
糖尿病是常见类型。

（1）1型糖尿病：病因和发病机制尚不清楚，其显著的特征是胰岛 β 细胞数量显著减少和消失所导致的胰岛素分泌的绝对量显著下降或缺失。糖尿病酮症酸中毒是1型糖尿病的典型特征，有时在2型糖尿病也会出现，在起病初期进行分类有时的确很困难。

1型糖尿病具有以下特点：①可发生于任何年龄，通常小于30岁；②起病迅速；症状较重；③体重明显减轻；④体型消瘦；⑤常有酮尿或酮症酸中毒；⑥血清C肽浓度明显降低或阙如，多数需终身依靠胰岛素治疗；⑦出现自身免疫标记：如谷氨酸脱羧酶抗体（GADA）、胰岛细胞抗体（ICA）、胰岛素瘤相关抗原2（IA-2）抗体等。

（2）2型糖尿病：是遗传因素与环境因素共同作用的结果，占到糖尿病的90%以上，如肥胖、高龄、体力活动不足以及高血压、高血脂、吸烟、嗜酒、精神压力大等，均是2型糖尿病的高危因素。2型糖尿病多见于成年人，与1型相比，家族聚集的特点更为突出，起病缓慢，病情较轻，胰岛素分泌的绝对量下降不明显，但胰岛素抵抗明显，多数不需要胰岛素控制血糖。

（3）妊娠期糖尿病：是在妊娠期间被诊断的糖尿病或糖调节异常。

（4）特殊类型糖尿病：病因相对明确，可由于药物或其他化学品、感染因素影响或继发于其他系统疾病。

9. 哪些人容易得糖尿病？

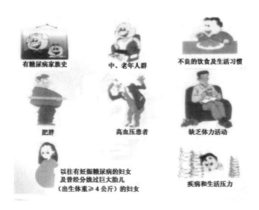

有糖尿病家族史　　中、老年人群　　不良的饮食及生活习惯

肥胖　　高血压患者　　缺乏体力活动

以往有妊娠糖尿病的妇女及曾经分娩过巨大胎儿（出生体重≥4公斤）的妇女　　疾病和生活压力

（1）有糖尿病家族史的人：父母、子女或兄弟姐妹中有患糖尿病者，即为有糖尿病家族史。2型糖尿病有更明显的遗传性，2型糖尿病的患者1/3的后代将表现为糖尿病或糖耐量异常；双亲患有2型糖尿病，估计其后代到60岁时，糖尿病发生率约为50%，另有12%伴糖耐量减低；有糖尿病的父母所生子女，糖尿病的发生年龄早于无糖尿病的父母所生子女。

（2）高血压和血脂异常者：糖尿病常常伴发有高血压、血脂异常，我们俗称为"三高"。它们是心脑血管疾病的罪魁祸首，同时又是患糖尿病的危险因素。

（3）肥胖者：2型糖尿病发生的危险性与肥胖呈正相关，尤其是腹型肥胖（男性腰围≥90 cm，女性腰围≥80 cm）患2型糖尿病的危险性更大。研究表明，内脏型肥胖是导致2型糖尿病的最主要原因之一。肥胖造成胰岛素抵抗，胰岛素抵抗容易造成胰岛素过多地分泌，胰岛素过多分泌不可能持续很长时间，胰岛细胞最后会不堪重负而发生功能衰竭，引发糖尿病。

（4）吸烟者：长期吸烟可导致血管内皮损伤，引起血管内粥样硬化斑块形成，进一步导致高血压、心脑血管疾病，同时糖尿病的发病概率也明显提高。而糖尿病患者吸烟对已发生心脑血管并发症的人来说，更是雪上加霜。

（5）中老年人：人到中年生活工作压力加大、精神紧张，而生活条件改善、摄取热量较多、运动量减少、热量消耗降低；另外，人到中年以后，各种脏器渐渐老化，细胞功能逐渐衰退等，使得这部分人容易患糖尿病。年龄40岁以上就应该每年检查尿糖、糖耐量、血糖、血脂、血压等，这对糖尿病的早期发现很重要。

（6）缺乏运动者：经常运动除了能减轻体重外，还能增加胰岛素的敏感性。因此，缺乏运动是糖尿病又一个高危因素。

（7）有不良饮食习惯的人：饮食不规律，饥一顿饱一顿，饿的时候吃得太多或是经常吃太饱，都不好。高热量饮食习惯的人易得糖尿病，比如爱吃甜食、零食、油腻食物等，有这样习惯的人更容易肥胖。

10. 尿糖高就是糖尿病吗？

尿糖是指尿中的葡萄糖。正常人尿糖应该阴性，只有当血糖超过肾糖阈时，即流经肾脏的血糖浓度超过了肾脏的处理能力，才会形成尿糖。所以说，

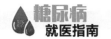

血糖的高低决定着尿糖的有无。糖尿病就是因为尿糖的发现而命名的，但是人们已经不再把糖尿病简单理解成尿里含糖。实际上，健康的人尿里也偶见尿糖。而糖尿病的诊断依据则是血糖。

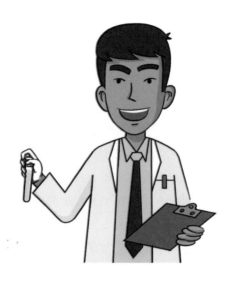

一般情况下，影响尿糖检测的因素主要有以下几种。

（1）内分泌影响：甲状腺功能亢进、各种应激情况下肾上腺素分泌过多时，尿糖也可呈阳性，但多次检测血糖，还是会发现血糖偏高的。

（2）肾糖阈下降：正常情况下，当血糖超过 9 ～ 10 mmol/L 时才会出现尿糖。年轻人肾糖阈较老年人低，有时会出现尿糖阳性；妊娠妇女肾糖阈下降明显，也易出现尿糖阳性。肾糖阈降低时用尿糖估计血糖水平是不可靠的，这时会出现尿糖阳性而血糖正常的情况。当然，肾糖阈下降的情况也见于慢性肾炎、肾病综合征等肾病，但一般会有相应的临床表现，如蛋白尿、血尿素升高、水肿等。

（3）一过性尿糖：有的人（如胃大部切除术后）进食后糖在肠内吸收加快，使餐后血糖迅速升高，这时会引起一过性的餐后尿糖阳性。

此外，肢端肥大症、嗜铬细胞瘤、皮质醇增多症以及严重的肝脏疾病患者也可出现继发性糖尿。因此，尿糖阳性患者不必过度紧张，进一步查明病因才是关键。

11. 糖尿病是遗传病吗?

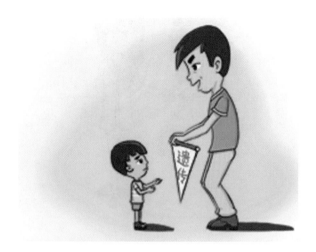

　　糖尿病的发病率一直在增加,得这个病的人不仅仅是老年人,不少年轻人也患有此病,那是不是就说明糖尿病是遗传病呢?

　　研究表明1型糖尿病有阳性家族史者近20%,目前已知至少有10多个DNA位点参与1型糖尿病发病。2型糖尿病有更明显的遗传性,研究发现双胞胎中1人在50岁以后出现2型糖尿病,另1人在几年后发生糖尿病的几率达90%以上。有报道父母均为2型糖尿病,估计其后代到60岁时,糖尿病发生率约为50%,另有12%伴糖耐量减低。也就是说有糖尿病家族史的情况下,患糖尿病的概率要相对来说高一些,从而说明糖尿病具有遗传性。但是糖尿病本身并不会遗传,遗传的是糖尿病的易患病体质。从现代医学观点来看,糖尿病患者子女只是遗传了某些基因,而这些基因对糖尿病具有易感性。而通常认为,遗传因素和环境因素及两者之间的相互作用才是发生糖尿病的主要原因。也就是说,在某种环境中就有可能发病,而避免这种环境,就可能不发病。尤其是2型糖尿病,发病率高,并发症多,更应引起注意。合理饮食、加强运动、防止肥胖,对于预防糖尿病肯定是有益的。

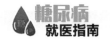
12. 糖尿病能治愈吗?

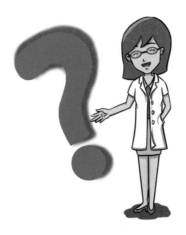

　　得了糖尿病,许多患者急于寻找治愈糖尿病的疗法和药物。他们到正规医院寻求治疗,医生可能告诉他,糖尿病目前还没有完全治愈的方法。患者的心理可能会非常焦急或者失望,认为糖尿病这个"帽子"让我终身戴着实在是太难受了。很多患者由于有这样的心理,因此一定要寻找办法摘掉这个"帽子",他们因而放弃到正规医院就诊,到处打听治愈糖尿病的"偏方""秘方"或者所谓的最新研究成果。某些不法分子就利用糖尿病患者的这种心理,发布欺骗性广告,进行名不副实的治疗。许多人受骗多次仍不甘心,不仅耗费了大量钱财,而且耽误了病情,造成严重后果。

　　中药本身并没有直接降低血糖的作用,而目前正规医院制订的大部分降糖方案多为口服降糖的西药及皮下注射胰岛素。而一些减肥手术等更需要在有经验的医师指导下进行。胰岛移植等治疗方法仍处于研究阶段。

　　糖尿病虽然是一种终身疾病,但并不等于绝症。虽然目前现有的医学水平不能治愈,但是保持良好的心态,合理的饮食控制,适当的运动,必要时合理使用药物治疗,可以有效地控制病情。糖尿病患者同样可以快乐地生活,一样的长寿。

13. 糖尿病能预防吗?

　　答案是肯定的,糖尿病是可以预防的,主要措施有以下方面。

（1）糖尿病高危人群筛查：2型糖尿病由糖尿病前期发展而来。糖尿病前期的出现标志着发生心脑血管病、糖尿病、微血管病以及肿瘤和痴呆等的危险性增高。有效干预糖尿病前期可防止其转化为糖尿病。要想及早地发现糖尿病前期患者并及早治疗，防止向糖尿病转化，就需要定期对糖尿病高危人群进行筛查。糖尿病高危人群包括血糖正常性高危人群和糖尿病前期人群。对于糖尿病高危人群及早进行生活方式干预，一旦发现糖尿病前期诊断明确，则及早进入基础降糖药物治疗。

（2）健康教育：每位高危者和家属应接受系统性全面的糖尿病相关教育，教育内容至少应包括糖尿病前期及糖尿病相关知识，如什么是糖尿病前期及糖尿病、医学营养治疗、运动和戒烟的基本知识等。

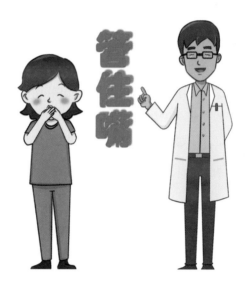

（3）其他干预：①生活方式干预：应建议通过营养师饮食指导和运动指导等强化生活方式干预。应减少低质量高热量食品摄入，肥胖或超重者应控制至BMI < 24 kg/m^2［体质指数（BMI）＝体重（kg）÷身高^2（m^2）］；体力活动时间应增加到250～300分/周；戒烟戒酒；②其他心脑血管病风险的管理，应严格控制血压血脂。

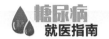

14. 为什么要重视对糖尿病的防治?

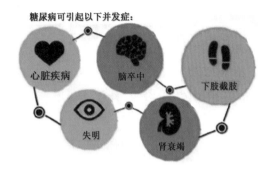

糖尿病可引起以下并发症:

心脏疾病　脑卒中　下肢截肢　失明　肾衰竭

　　糖尿病不仅给患病个体带来了躯体和精神上的损害并导致寿命的缩短,还给个人、国家带来了沉重的经济负担。积极防治糖尿病,可明显减轻家庭及社会负担,提高患者生活质量,意义重大。首先要明确一点,糖尿病是可以防治的。对于糖尿病前期患者积极进行生活方式干预及基础药物治疗,可以大大减少其向糖尿病转化,这就可以大幅度减少医疗花费。对于已经发生糖尿病的患者,早期干预、规律使用降糖药物、坚持糖尿病饮食、规律运动、做好自我检测等防治措施可以明显延缓糖尿病并发症发生时间、减少糖尿病死亡率,并延长生存期。

15. 糖尿病患者能结婚生子吗?

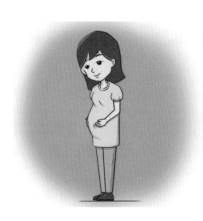

糖尿病患者可以同健康人一样结婚生子，但女性患者有以下几个方面需要注意。

（1）在备孕期间即需要改用胰岛素治疗并保持血糖稳定，防止某些口服降糖药物对胚胎的不利影响，血糖波动过大也可能影响受孕。

（2）整个孕期都需要胰岛素治疗，尤其在胚胎发育早期使用口服降糖药可能影响细胞增生及分化，导致胚胎发育畸形。

（3）孕期应注意健康的饮食结构，摄入适量的糖类及优质蛋白。糖类不应限制过度，防止出现饥饿性酮体而影响胎儿发育。

（4）孕期由于体重增加及雌孕激素大量分泌，可能导致胰岛素抵抗加重，胰岛素量应用可能增大。产后体重迅速下降，胰岛素抵抗减弱，血糖可能大幅度降低，导致低血糖发生。因此，围生期附近要增加血糖监测次数，及时调整胰岛素用量。

（5）备孕及孕期可以使用的胰岛素包括人胰岛素、门冬胰岛素、赖脯胰岛素、地特胰岛素等。孕期应定期至医院复诊，定期更改治疗方案，保持血糖稳定。

16. 中国糖尿病流行情况有多严重，为什么中国糖尿病患者剧增？

随着生活水平不断提高以及老龄化进程的加速，糖尿病已成为威胁公共健康的重大问题。40 年来，随着我国人口老龄化与生活方式的变化，糖尿病从少见病变成一个流行病，糖尿病患病率从 1980 年的 0.67% 飙升至 2013 年的 10.4%。糖尿病在中国和其他发展中国家中的快速增长，已给这些国家的社会和经济发展带来了沉重负担。

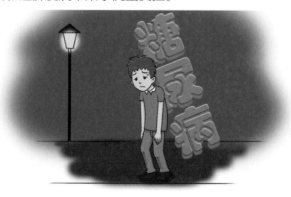

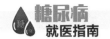

　　在短期内我国糖尿病患病率急剧增加可能有多种原因，随着经济的发展，中国的城市化进程明显加快。人们出行方式已经发生很大改变，我国城市中主要交通工具进入了汽车时代。人们每天的体力活动明显减少，但热量的摄入并没有减少，脂肪摄入在总的能量摄入中所占比例明显增加。在农村，随着农业现代化，人们的劳动强度已大幅降低，生活方式的改变伴随超重和肥胖的比例明显增加。同时，生活节奏的加快也使得人们长期处于应激环境，这些改变可能与糖尿病的发生密切相关。中国60岁以上老年人的比例逐年增加，据统计年龄每增加10岁糖尿病的患病率提高68%。随着对糖尿病各种并发症危险因素控制水平的改善以及对并发症治疗水平的提高，糖尿病患者死于并发症的风险也明显下降。

（张苏河　陈璐璐）

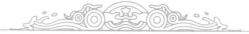

第二部分
糖尿病病因及发病机制

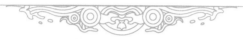

1. 1 型糖尿病病因有哪些？

1 型糖尿病好发于青少年，病因尚不是很明确，目前发现的可能有关的病因主要有以下两类。

（1）遗传因素：1 型糖尿病有家族聚集性，有 10% ~ 15% 的新诊断者家族有人患有糖尿病。有许多证据提示，1 型糖尿病与遗传有关，例如在一般人群中儿童的发病率只有 0.4% 左右，但是 1 型糖尿病患者子女发病率可以达到约 6%，而兄弟姐妹间患 1 型糖尿病的发病率为 7%，同卵双生子 1 型糖尿病发生的发病率甚至可以达到 12% ~ 67.7%。

（2）环境因素：主要包括感染、病毒和饮食因素等，其中病毒感染最为重要，秋冬季节 1 型糖尿病发生率高，可能与病毒感染机会多有关。常见的感染源有腮腺炎病毒、风疹病毒、巨细胞病毒、麻疹病毒、流感病毒、脑炎病毒、脊髓灰质炎病毒、柯萨奇病毒及 Epstein-Barr 病毒等。

2. 2 型糖尿病病因有哪些？

2 型糖尿病是成年人最常见的糖尿病类型，也是一个有多种病因与遗传和环境都密切相关的疾病。

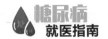
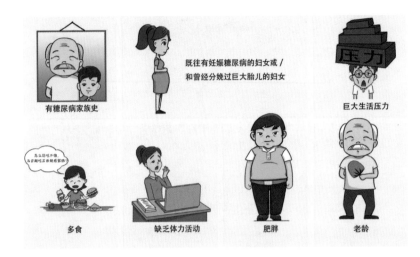

有糖尿病家族史　　既往有妊娠糖尿病的妇女或/和曾经分娩过巨大胎儿的妇女　　巨大生活压力

多食　　缺乏体力活动　　肥胖　　老龄

（1）遗传因素：2型糖尿病与遗传关系非常密切，20世纪30年代，人们就已发现本病有明显的遗传倾向。这一点在世界各个国家，各个民族都表现得非常明显。2型糖尿病患者的一级亲属如父母、子女的患病率远较非2型糖尿病患者的亲属高，并且亲属累积的发病率会随年龄而上升。而且双胞胎兄弟姐妹中一人患病则另一人发病率会显著地增高，也提示相同的遗传背景下糖尿病更容易发生。遗传因素对糖尿病发病的影响，人们已经有许多研究，比如国外学者Neel在1962年就提出了"节俭基因型假说"。他认为，在进化过程中所选择的"节俭"基因，有利于食物充足时促进脂肪堆积和能量储存以供经常发生的天灾饥荒时食物短缺时耗用。这种"基因"的保留是进化进程中一种适应性选择，但一旦食物来源充足与结构变化，同时体力消耗减少时，保留了这种基因的人群可因而导致肥胖和2型糖尿病。

另外，年龄也是影响糖尿病发病的重要因素，随着年龄不断增长，糖尿病发病率也显著升高。我国糖尿病2013年流行病学资料表明人群年龄与糖尿病患病率显著相关：18～29岁人群患病率为4.5%，30～39岁为6.6%，40～49岁为11.3%，50～59岁为17.6%，60～69岁为22.5%。

（2）环境因素：是2型糖尿病的另一类主要的致病因素，如果说遗传易感性是内因，那么环境致病性则是外因，它们会促使或加速2型糖尿病发病。主要环境因素有：

1）营养因素：很多患者由于家庭条件改善，生活富裕，就大肆享用各种美食，比如各种高油、高糖的大餐，殊不知这些美食与糖尿病的发病密切相关。现有研究表明，摄入过高热量食物跟体重的增加有密切的关联，而体重增加糖尿病风险会明显增大。另外，食物结构种类也非常重要，比如脂肪即使是植物油过多摄入，也会引起血浆脂肪酸的升高，而这会加重胰岛素抵抗与 β 细胞的损害引发糖尿病。

2）肥胖：现代生活方式下，肥胖已经成为许多国家面临的严重健康问题，它常是 2 型糖尿病的伴随和致病因素。许多研究表明，2 型糖尿病患病率随着人群的 BMI（身体质量指数）的增加而近乎线性地增加，糖尿病患病率与肥胖病的病期密切相关。肥胖人群已经成为糖尿病前期甚至糖尿病的预备队。

3）体力活动缺乏：众多研究已指明，体力活动不足可促使 2 型糖尿病的发展。现代生活方式下人们由于汽车等交通工具的发展，从事体力劳动减少，会增加肥胖及糖尿病发病风险。

4）子宫内胎儿发育不良与"节俭表型假说"：英国学者的一项研究结果提示，婴儿出生时体重和成年后葡萄糖耐量减退以及其他代谢综合征表现呈负相关。他认为糖尿病与出生时低体重，即子宫内胎儿营养不良有关，并提出"节俭表型假说"，认为 2 型糖尿病主要是由环境因素导致的。

5）应激因素：长期的情绪紧张和快速的生活节奏可以引发应激型高血糖，或与其他危险因子一同促进 2 型糖尿病的显现。

6）其他因素：已知一些化学品或药物可使胰岛 β 细胞功能减退或者加重胰岛素抵抗从而促发 2 型糖尿病。而吸烟可损害血管内皮细胞，酗酒可引起脂代谢紊乱而加重胰岛素抵抗，均可影响糖尿病的发生。

3. 引起血糖升高的其他因素还有哪些？

前面我们已经知道糖尿病一定有高血糖，但是高血糖不见得都是糖尿病，许多因素也会引起血糖升高。例如：

（1）应激性高血糖：当人体处于强烈应激状态如严重烧伤、大手术、脑血管意外、急性心肌梗死、感染性休克等紧急情况时，体内升血糖糖激素分泌增加，就会出现血糖升高。

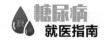

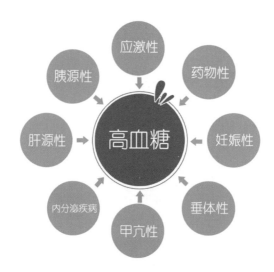

（2）药物性高血糖：能引起血糖升高的药物有很多，包括利尿药、抗癌药、降压药、糖皮质激素等。

（3）妊娠性高血糖：怀孕时胎盘分泌的激素可使血糖增高，生产后血糖又逐渐恢复正常，但仍有一部分产妇发展为糖尿病。

（4）垂体性高血糖：一些脑垂体肿瘤，可导致生长激素分泌过多，拮抗胰岛素的降糖作用而引起高血糖，同时会伴有身材高大、肢端肥大等一些表现。

（5）甲亢性高血糖：甲亢患者由于甲状腺激素过多，胃肠吸收葡萄糖增加，肝糖原产生增加，糖原分解增加等原因而致血糖升高。

（6）肝源性高血糖：急慢性肝炎、肝硬化，肝脏广泛性损害，使肝脏合成糖原功能障碍，肝糖原储备能力下降，易发生餐后高血糖。

（7）胰源性高血糖：由于胰腺切除、胰癌、胰腺急性炎症反应等，直接使胰岛受损，可以导致高血糖。

（8）其他内分泌疾病引起的高血糖：库欣综合征、胰高血糖素瘤、胰岛 α 细胞瘤、胰岛 D 细胞瘤、嗜铬细胞瘤等，都可引起血糖升高，主要与各种激素使体内糖代谢异常有关。

（9）血色病：其患者铁沉着于胰腺，胰岛 β 细胞受破坏所致继发性高血糖。

4. 精神情绪因素对血糖有何影响?

随着现代生活节奏的加快，生活工作压力也越来越大，而糖尿病的发病率也越来越高，那么这些精神压力及情绪对糖尿病有影响吗? 答案是肯定的，很多研究已经确认了精神情绪因素在糖尿病发生、发展中的作用，认为伴随着精神的紧张、情绪的激动及各种应激状态，这些因素可以通过不同的信号到大脑，通过下丘脑自主神经中枢引致交感神经兴奋，可直接抑制胰岛素分泌，同时升糖激素（肾上腺素、胰高血糖素、糖皮质激素、生长激素等）分泌增加，导致肝糖生成增加，外周组织葡萄糖利用减弱和胰岛素分泌反应减弱。如果这种精神刺激不良情绪长期存在，则可能引起胰岛细胞的功能障碍，进而导致糖尿病。

5. 肥胖与糖尿病发病的关系是什么?

肥胖是糖尿病的一个重要发病因素，尤其是与 2 型糖尿病发病密切相关。肥胖的程度与糖尿病的发病率呈正比，根据我国流行病学研究数据，随着体重指数升高，糖尿病发病率显著提升，BMI 从 < 25 kg/m^2，25.0 ~ 29.9 kg/m^2，≥ 30 kg/m^2，糖尿病的发病率分别为 8.3%，17.0%，24.5%。并且随着年龄增长，体力活动逐渐减少时，人体肌肉与脂肪的比例也会改变，很多中老年人会有特别明显的腹型肥胖表现，即腰腹部增粗，内脏脂肪明显增多，导致胰岛素抵抗，继而引起 2 型糖尿病。这也是中老年人肥胖者糖尿病明显增多的主要原因。

6. 熬夜与糖尿病发病有关吗?

日常生活中，许多人因为工作或者玩手机、打游戏等生活娱乐经常熬夜，人们很容易忽视熬夜带来的健康问题。实际上熬夜会促进糖尿病的发生。多项研究表明，睡眠不足是糖尿病发病的显著危险因素。美国的科学家们发现，每晚平均睡眠 5 小时的人，同那些每晚平均睡眠 8 小时的人相比，分泌的胰岛素要少 50%，对胰岛素的敏感度降低 40%。睡眠障碍可通过神经 – 内分泌 – 代谢通路影响糖尿病的发生和发展。当人体发生睡眠不足时，胰岛素的敏感

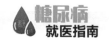
性会相应降低，导致胰岛素抵抗使血糖升高，加重 2 型糖尿病的发展。另外，睡眠不佳会促进下丘脑 – 垂体 – 肾上腺素皮质系统释放较多糖皮质激素，导致葡萄糖产生增加、利用减少，最终影响血糖控制。

7. 糖尿病发病年轻化的原因是什么？

传统的认知告诉我们，糖尿病尤其是 2 型糖尿病是中老年人的疾病，但是在近几年糖尿病患者的年龄逐渐年轻化，临床上发病年龄在 20 岁以下的青少年 2 型糖尿病患者并不鲜见。造成年轻人患糖尿病的发病率不断增加的原因可能与不健康饮食、生活方式等相关。

（1）饮食高热量：年轻糖尿病患者患病与他们平时的饮食关系密切。许多年轻人都喜欢吃炸薯条、鸡腿、汉堡等高热量、难消耗的食物，以及可乐、甜饮料等含糖量高的饮料，加上他们都是吃得多，运动少，体重增加明显，小小年纪便出现肥胖。肥胖是 2 型糖尿病的重要诱发因素，从而引发糖尿病。

（2）睡眠不足：研究显示，长期没有得到足够睡眠的人患糖尿病的危险明显升高。由于网络游戏、电子小说及手机等扰乱了青少年平日的作息规律，熬夜等不良生活习惯使得睡眠时间严重不足，明显提高了患糖尿病的风险。

（3）体力活动不足：体力劳动和运动可改善胰岛素敏感性。运动可使胰岛素与其受体的结合增加，从而改善胰岛素抵抗和胰岛素作用的敏感性，而且适当的运动还有利于减轻体重，改善脂质代谢。而不少青少年每日沉溺于网络，久坐不动，体力活动严重不足，导致糖尿病发病增多。

8. 引起血糖升高的药物有哪些？

许多药物对血糖有影响，常见能升高血糖的药物有以下几方面。

（1）糖皮质激素：最常见的影响血糖升高的药物为糖皮质激素，如醋酸可的松、氢化可的松、泼尼松、泼尼松龙、地塞米松等。

（2）平喘药物：如沙丁胺醇等经常被用于哮喘的治疗，但它们可能引起高血糖症，尤其在与糖皮质激素合用时，更容易发生。此外，氨茶碱等药物过量也可导致血糖增高。

（3）降压药物：如噻嗪类利尿药：如苄氟噻嗪、双氢克尿噻等利尿药在用于降压的同时会导致低钾血症，抑制胰岛素的分泌，从而增加高血糖的危险。

（4）抗精神抑郁药物：许多精神药品可引起高血糖，如氯氮䓬、洛沙平、阿莫沙平、酚噻嗪、奥氮平、氯氮平、米安色林等，但它们升血糖作用通常并不严重。

（5）免疫抑制药：他克莫司、环孢素 A 等，该类药物在用于器官移植后预防排异反应时，会引起胰岛素分泌减少，且引起高血糖。

（6）化疗药：化疗可引起血糖异常升高，严重者可诱发糖尿病。如抗肿瘤的药物铂类、门冬酰胺酶、甲氨蝶呤、环磷酰胺等对胰岛 β 细胞的直接毒性作用可抑制胰岛素的合成及分泌导致血糖升高，此外，化疗药物所致肝肾功能受损可间接干扰血糖代谢。

（7）他汀类调脂药：糖尿病患者使用他汀类调脂药可降低心血管疾病的发生率，但新发糖尿病等不良事件发生率也随之上升，诱发新发糖尿病的具体机制尚不明确。

（8）其他药物：除上述列举的药物外，还有口服避孕药物、抗病毒药（如奈非那韦、沙奎邦韦、茚地那韦等）、抗结核药（异烟肼、利福平）、烟酸、硫喷妥钠、苯妥英钠、锂盐、左旋多巴、甲状腺激素、二氮嗪、恩卡胺、乙酰唑胺、吗啡、阿司匹林、吲哚美辛、胺碘酮、α 干扰素、萘啶酸、加替沙星、奥曲肽、甘油等均可能引发高血糖。

9. 中医如何看待糖尿病的病因？

我国传统中医学归纳本病为消渴病的范畴，对病因病机论述较为详细，认为主要病因有以下几方面。

（1）素体阴虚：导致素体阴虚的原因有母体胎养不足、后天损耗过度、化生阴津的脏腑受损，阴精无从化生、脏腑之间阴阳关系失调，终致阴损过多、肾阳偏亢，使胃热盛而消谷善饥。

（2）饮食不节、形体肥胖：长期过食甘美厚味，使脾的运化功能损伤，胃中积滞，蕴热化燥，伤阴耗津，更使胃中燥热，消谷善饥加重。因胖人多痰，痰阻化热，也能耗损阴津，阴津不足又能化生燥热，燥热复必伤阴。如此恶性循环而发生消渴病。

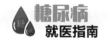
（3）情志失调、肝气郁结：由于长期的情志不舒，郁滞生热，化燥伤阴或因暴怒，导致肝失条达；气机阻滞，也可生热化燥，并可消烁肺胃的阴津，导致肺胃燥热，而发生口渴多饮，消谷善饥。阴虚燥热日久，必然导致气阴两虚。消渴患者始则阴虚燥热，而见多饮、多尿、善饥。

10．妊娠期糖尿病的发病因素有哪些?

随着人们生活水平的提高，孕妇发生妊娠期糖尿病的人越来越多，这可能与以下因素有关。

（1）不正确的生活习惯：引起妊娠期糖尿病的因素中很大的一个就是孕妇不正确的生活习惯，尤其是饮食习惯，导致血糖过高。由于为了增加营养，不少孕妇吃得多而精，同时活动量明显不足，这是妊娠期血糖升高的重要原因。

（2）肥胖因素：肥胖是发生糖耐量减低和糖尿病的重要危险因素，对于妊娠期糖尿病也不例外。

（3）糖尿病家族史：是妊娠期糖尿病的重要危险因素，有糖尿病家族史者发生妊娠期糖尿病的危险比无糖尿病家族史者升高1倍以上，而其中父母中患有有糖尿病者会升高甚至2～3倍。

（4）不良产科病史：产科因素中与妊娠期糖尿病有关的因素有高产次、巨大儿、死产史、重要的先天畸形和妊娠期糖尿病史，具有这些病史的孕妇患糖尿病的危险较正常孕妇升高数倍。

（5）年龄因素：高龄妊娠是目前公认的妊娠期糖尿病的主要危险因素。年龄在40岁及以上的孕妇发生妊娠期糖尿病的危险较20～30岁孕妇大幅增高。此外，年龄越大，孕妇诊断妊娠期糖尿病的孕周越小。

（6）种族因素：妊娠期糖尿病具有明显的地域性和种族相关性。与欧洲白人妇女的妊娠期糖尿病的患病率相比，包括我国在内的亚洲人群及黑人等人群患病率明显过高。

11．血糖高就会发生糖尿病并发症吗?

首先我们得明白，血糖和糖尿病并发症之间有什么关系。葡萄糖可以黏附到各种蛋白质上就如同它们黏附到血红蛋白上形成糖化血红蛋白一样，随着时间推移，这些糖化的结构可能就会改变蛋白质的功能，损害各种组织。同时，高血糖还可以影响某些分子在组织中生成和清除的速率，最终导致组织难以维持正常功能，或是积聚的分子对组织产生损害。此外，血糖控制不佳还会引起血脂水平上升，同时高血糖损伤血管内皮细胞，血脂就会在动脉堆积管壁沉积，从而导致动脉硬化。而动脉硬化是发生心肌梗死和脑卒中等大血管疾病的主要因素。此外，糖尿病患者也更容易患上高血压，而高血压又能反过来加重动脉硬化，且它本身也是大血管疾病的危险因素。糖尿病控制和并发症试验表明，血糖的长期控制情况和糖尿病相关并发症的发生、发展密切相关。血糖控制得不够好，出现并发症的概率就会明显增加，但这不表示血糖控制不佳的患者就必定会出现并发症，也不意味着血糖控制佳的患者就一定不会发生并发症。

12. 引起糖尿病患者昏迷的主要原因有哪些?

引起糖尿病患者昏迷的主要原因是糖尿病的急性并发症，指糖尿病急性代谢紊乱，包括糖尿病酮症酸中毒、高血糖高渗综合征以及在糖尿病降糖治疗过程中出现的乳酸性酸中毒及低血糖昏迷。

13. 糖尿病酮症酸中毒的发病机制是什么?

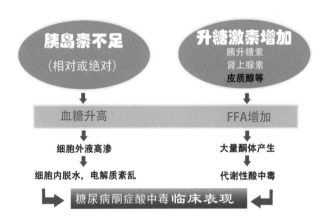

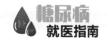

当糖尿病患者发生应激或感染等情况时，由于升糖激素的作用体内的血糖会明显升高，而此时胰岛素严重不足，糖代谢紊乱急剧加重，血液中糖的浓度过高，可引起血浆渗透压增高，引起细胞脱水、电解质紊乱。同时，虽然此时机体血糖很高，但是由于胰岛素不足不能利用这些葡萄糖，只能动用储备的脂肪提供能量。而脂肪氧化不完全，就导致了继发性脂肪代谢严重紊乱：当脂肪分解加速，酮体生成增多，超过了组织所能利用的程度时，即出现血酮升高。酮体由 β－羟丁酸、乙酰乙酸和丙酮组成，均为酸性物质，当这些酸性物质在体内堆积超过了机体的代偿能力时，血的 pH 就会下降（＜7.35），这时机体会出现代谢性酸中毒，即我们通常所说的糖尿病酮症酸中毒，病情严重的患者将出现深大呼吸、昏迷，甚至死亡。

14. 诱发糖尿病酮症酸中毒的主要因素有哪些?

糖尿病酮症酸中毒常因可短时间迅速升高血糖的一些因素诱发，常见的因素有以下几方面。

（1）感染：一方面，糖尿病患者免疫力下降，易受病毒、细菌感染，而发生感染后又会使血糖迅速增高，从而诱发酮症酸中毒；另一方面，高血糖又会促进感染恶化，难以控制而发生败血症。感染是诱发酮症酸中毒最主要的原因，据统计，近一半的酮症酸中毒因感染诱发。

（2）治疗不当：多发生于 1 型糖尿病患者及部分 2 型糖尿病患者，这些患者常常忽视了自身疾病，以为血糖已经下降就将胰岛素或口服降糖药物治疗自行停止，或不按医嘱足量应用。以及一些新患者没及时就医，导致高血糖得不到控制而发生酮症酸中毒，约 20% 的酮症酸中毒患者因治疗不当引起。

（3）饮食失当：患者由于缺乏糖尿病知识，饮食未控制，过多糖类、脂肪等摄入，营养过剩以及因酗酒等引起高血糖。高血糖诱发酮症，因饮食失控而诱发酮症酸中毒者约占 10%。

（4）精神因素：患者受到强烈的精神刺激，情绪的变化使交感神经兴奋，分泌过多升糖激素等与胰岛素相拮抗，促使糖异生和脂肪的分解，当脂肪分解大于合成，则可出现酮症，严重者发生酮症酸中毒。

（5）应激：患者遭受外伤、手术、烧伤或急性心肌梗死、急性脑血管病处于应激状态时，人体过多分泌升血糖激素，导致血糖升高，酮体生成诱发酮症酸中毒。

（6）妊娠与分娩：妊娠期间由于胎儿的生长发育，胰岛素需要量增加，同时体内与胰岛素相拮抗的性激素、生长激素以及绒毛促性腺激素等相应分泌增加，导致胰岛素剂量相对不足，引起血糖升高。尤其后期分娩时，因过度精神情绪紧张和疼痛等均可诱发血糖升高和酮体生成导致酮症酸中毒。

（7）其他因素：长时间服用糖皮质激素、受体阻滞药、噻嗪类利尿药和苯妥英钠等药物，也可能升高血糖，诱发酮症酸中毒。甚至有部分患者因过度饥饿或明显诱发因素而发生酮症酸中毒。

15. 高血糖高渗综合征的发病机制是什么？

在老年糖尿病人中容易发生血糖过高引起的非酮症性高渗性昏迷。它发病的基础是患者存在不同程度的血糖升高，病理机制是胰岛素不足、靶细胞功能不全和脱水。在各种诱因如感染等因素的作用下，原有糖代谢紊乱情况加重，胰岛对糖刺激的反应减低，胰岛素分泌减少，而肝糖原分解增加，血糖显著升高。而严重的高血糖和糖尿引起渗透性利尿，导致水及电解质大量自肾脏丢失。由于患者年龄都较大，多有主动摄取能力障碍和不同程度的肾功能损害，故高血糖、脱水及高血浆渗透压逐渐加重，最终导致高血糖高渗综合征状态，甚至引起死亡。

16. 糖尿病患者发生低血糖的主要机制是什么？

糖尿病患者在治疗过程中发生低血糖风险很高，过于严格的饮食控制、胰岛素或药物过量等都容易导致低血糖。正常情况下，人体可通过复杂、系统而精确的调节机制使血糖维持在一个相对狭窄的范围内。一旦因某种原因使得人体葡萄糖的利用超过葡萄糖的供给，机体血糖内环境的稳定性破坏，血浆葡萄糖浓度便开始降低。这些原因可能使血中胰岛素或胰岛素类似物增加；皮质醇、胰升糖素、生长激素和肾上腺素等升糖激素不足；糖摄入和（或）吸收严重不足；肝糖原储备不足和（或）分解障碍；组织消耗葡萄糖过多和

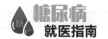

糖原异生减少等。

17. 糖尿病对人体造成的慢性损害原因主要是什么?

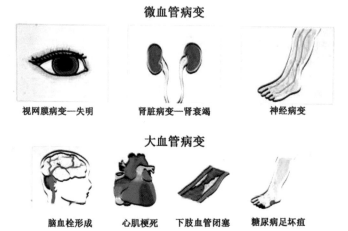

患糖尿病后,如果没有得到很好的治疗,会发生血管病变,出现糖尿病的并发症。

微血管病变

视网膜病变—失明　　肾脏病变—肾衰竭　　神经病变

大血管病变

脑血栓形成　心肌梗死　下肢血管闭塞　糖尿病足坏疽

　　糖尿病引起慢性并发症最主要的原因是对血管的损伤。按照受损害的血管分类:①微血管病变:累及小血管,通过分子聚积或者减少造成损害,可引起糖尿病视网膜病变、糖尿病肾病、糖尿病神经病变;②大血管病变:累及大血管,通过导致动脉硬化造成损害,可引起冠心病、脑卒中、下肢血管闭塞等疾病。

18. 哪些人更容易发生糖尿病慢性并发症?

　　许多老糖尿病患者都听过一句话"糖尿病不可怕,最可怕的是它的并发症。"糖尿病的慢性并发症是导致糖尿病人致残、致死的主要原因。以下情况的患者更应该高度警惕并发症的发生。

　　(1)糖尿病病程长:糖尿病病史小于5年以及青春期前的青少年患者,一般较少出现慢性并发症。然而随着病程延长,出现并发症的概率就会明显增加。

　　(2)吸烟:多项研究均发现,在糖尿病患者中,吸烟者比不吸烟者发生并发症风险更高。且在发生并发症后，吸烟者的疾病进展速度也远快于后者。

（3）高血压：合并高血压的糖尿病患者，更有可能出现慢性并发症。血压升高对肾脏、心脏和血管都有负面影响，服用有效降压药使血压达标可以降低这一风险。

（4）高血脂：血糖控制不佳的患者会出现血脂水平升高，也有些人糖尿病发病前已经存在高脂血症。在这两种情况下，高血脂均可增加糖尿病并发症的发病概率。

（5）肥胖：严重肥胖的患者更易出现大血管病变，更易合并高血压、高血脂、高血糖等多重因素损害机体。

19. 糖尿病神经病变的发病机制有哪些？

高血糖是导致周围神经病变的主要原因。糖尿病神经病变的确切发病机制尚不完全清楚，可能是多因素共同作用的结果，主要包括代谢紊乱、血管损伤、神经营养因子缺乏、细胞因子异常、氧化应激和免疫因素等。

（1）代谢紊乱

1）多元醇途径：高血糖可激活葡萄糖的旁路代谢——多元醇通路，多余的葡萄糖经多元醇途径代谢，其结果是血管的血流量下降和大量自由基产生，造成神经损伤。此外，神经组织内大量由多元醇途径产生的山梨醇和果糖堆积，细胞内高渗，神经细胞肿胀、变性、坏死。

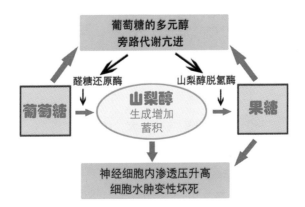

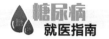
2）糖基化终末产物形成：持续的高血糖可导致神经组织生成大量的糖基化终末产物，其在体内大量堆积可以通过氧自由基对组织造成损害。且神经组织内发生蛋白质糖基化时，会干扰神经细胞蛋白质的合成，导致轴索变性、萎缩。

（2）氧化应激：在糖尿病神经病变的发病机制中扮演重要角色。高血糖状态下，一方面机体对自由基清除能力下降；另一方面，游离自由基大量产生。过量的自由基可直接引起神经元 DNA、蛋白质和脂质损害，阻碍轴索运输和信号转导，并减弱受损神经纤维的再生能力，在多个环节上影响周围神经病变的发生。

（3）神经营养因子缺乏：糖尿病患者神经营养因子及其相关神经肽、受体等缺乏，影响神经组织的正常功能，导致神经病变的发生和发展。

（4）血管损伤：糖尿病患者可发生微血管病变，导致周围神经血流低灌注，也是周围神经病变发病的重要因素。

20. 引起糖尿病神经病变的危险因素都有哪些？

周围神经病变是糖尿病患者最常见的微血管并发症，它跟许多危险因素有关。

（1）高血糖：血糖是糖尿病神经病变最危险的因素，不仅对神经细胞具有直接毒害作用，还会引起外周微血管病变，使神经细胞的营养供应发生障碍，神经缺血、缺氧，进而导致神经损害。

（2）病程：神经病变的发生率与糖尿病病程相关，病程越长，越容易发生神经病变。患有糖尿病的时间越长，糖尿病神经病变的风险也在增加，尤其是在血糖没有得到很好控制的情况下。

（3）超重：超重（BMI ≥ 24 kg/m^2）会增加神经病变、心肌梗死、脑卒中等并发症发生的风险。体重减轻 5% ~ 10% 时可大大降低神经病变的发生。

（4）高血脂：也会增加糖尿病神经病变的风险。

（5）肾脏疾病：糖尿病会对肾脏造成损害，这可能会增加血液中的毒素，并可能造成神经损伤。

（6）吸烟：可以导致及加重动脉粥样硬化，使得四肢末端循环血供减少，而神经病变的发生与之密切相关。

21. 糖尿病视网膜病变的主要发病机制是什么？

糖尿病视网膜病变发病的确切机制和途径目前尚不十分清楚，长期慢性的高血糖症是糖尿病视网膜病变的发病基础。目前认为，发病机制可能与前述的山梨醇醛糖还原酶途径、非酶性糖基化作用、视网膜生长因子产生、蛋白激酶C激活血管舒张性前列腺素产物、视网膜毛细血管血流改变以及毛细血管通透性增加有关。

22. 糖尿病视网膜病变的危险因素有哪些？

糖尿病患者出现视网膜病变与血糖控制不佳、高血压、高血脂、蛋白尿及吸烟等因素密切相关。

（1）血糖控制不佳：是糖尿病视网膜病变发生和发展最重要的危险因素，预防糖尿病视网膜病变的发生最重要之处为严格控制血糖。

（2）高血压：糖尿病流行病学研究（WESDR）发现有高血压史并且血压控制差的年轻糖尿病者，发生糖尿病视网膜病变危险性高。

（3）高血脂：血脂高会加重眼底血管的动脉粥样硬化。而糖尿病流行病学研究也认为高血脂会引起糖尿病患者视网膜硬性渗出沉积，这种硬性渗出是一种独立的增加视力损害的危险因素。

（4）蛋白尿：许多资料显示，糖尿病患者蛋白尿的患病率和视网膜病变之间有很强的相关性。

（5）吸烟：虽然不是糖尿病视网膜病变的独立危险因素，但是吸烟可以加重动脉粥样硬化的发生发展，使发生糖尿病视网膜病变风险明显提高。

23. 糖尿病肾病的病因及机制有哪些？

糖尿病肾病的发病，主要和以下几个因素有关。

首先，遗传因素在糖尿病肾病的发病中有重要作用，该病有较高的家族聚集性，而且在不同种族间存在着很大的差异。

其次，长期高血糖状态直接损伤了血管内皮细胞，且高血糖产生的高渗透作用，增加了肾小球滤过率，引起肾小球肥大等。高血糖通过引起糖基化代谢产物升高、多元醇通路激活等途径，导致肾小球系膜细胞增生，基底膜增厚等改变，最终引起肾小球硬化及间质纤维化。

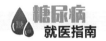

再次，肾小球血流动力学的变化，高滤过和高灌注是糖尿病肾病发展的主要因素。肾小球血流压力升高，蛋白滤过增加，引起尿微量白蛋白增多。而长期血流动力会进一步导致肾小球结构改变、肾脏肥大等改变。

最后，近年来研究发现许多细胞因子和生长因子，例如胰岛素样生长因子-1、结缔组织生长因子、血管内皮生长因子等，在糖尿病肾病发生和发展机制中也有重要作用。

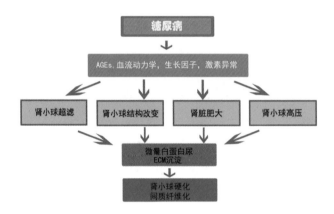

24. 引起糖尿病足主要的诱发因素有哪些？

糖尿病足是糖尿病患者因末梢神经病变、下肢动脉血供不足以及感染等多种因素引起足部疼痛、皮肤溃疡、肢端坏疽等病变的统称，是糖尿病致残、致死和丧失能力的一个主要原因。其诱发因素主要有皮肤烫伤、鸡眼、胼胝、外伤、脚癣、毛囊炎、皮肤水疱、鞋过硬过紧、站立或行走过久以及不恰当的使用缩血管药物。

25. 糖尿病足主要的发病机制有哪些？

（1）糖尿病周围神经病变：是糖尿病足发病的基础。下肢血管的自主神经病变使血管运动减弱，局部组织抵抗力降低，微小创伤即可引起感染。又因局部感觉障碍，微小的病变不能及时治疗，导致伤口迅速扩展。而周围感觉神经病变引起的感觉障碍时足部因失去保护性知觉，还易导致创伤、烫伤等意外伤害。运动神经病变还可引起足部小肌肉萎缩，形成爪状足趾（特别是第三、第四及第五趾），这种畸形使跖骨头成为足底负重的支撑点，由于摩擦，有胼胝形成，极易发生感染、穿透性溃疡及骨的炎症。这些都会大大增加出现足部溃疡的风险。

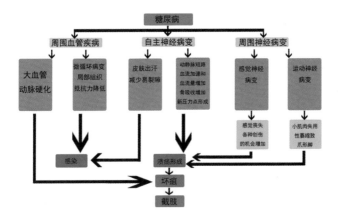

（2）糖尿病下肢血管病变：下肢发生动脉硬化导致足部缺血，促使糖尿病足的发生。下肢发生动脉硬化后引起足部缺血，特别是足趾，加上小血管及微血管病变，使足趾血压下降到全身血压的一半或更低。部分患者甚至出现夜间熟睡时因足趾疼痛而起床，且需行走几步才能缓解。下肢血管病变引起组织血供不足，发生足部溃疡时愈合困难。而在某些需要迅速增加血循环的情况下如外伤、感染、过冷及过热等血流不能相应增加，可直接引起足部坏疽，尤以足趾为甚。

（3）感染：是引起糖尿病足的导火索。神经病变及缺血容易引起局部创伤，继发严重感染，在轻微的创伤如足底的压疮、趾甲修剪得过短、足癣治疗不当均可引起继发感染。在足底压力负荷部位皮肤及皮下纤维脂肪组织均可增厚，一旦足跟部有了感染，易迅速向四周扩散，韧带创伤可使感染扩散，引起骨髓炎，甚至足部坏疽。

26. 遗传和环境因素共同导致了糖尿病的发病

对糖尿病病因和发病机制的研究已有数百年甚至有上千年的历史，但是由于糖尿病的病因和发病机制极为复杂，至今未完全阐明。在不同类型的糖

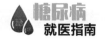

尿病，其病因和发病机制不尽相同，即使在同一类型中也各不相同，存在着异质性。总的来说，遗传因素和环境因素共同参与其发病过程。胰岛素由胰岛 β 细胞合成和分泌，经血循环到达体内各组织器官和靶细胞，与特异性受体结合并引发细胞内物质代谢效应，该过程中任何一个环节异常均可以导致糖尿病。

27．糖尿病是一种遗传性疾病吗？

大量调查研究资料表明，无论是 1 型或 2 型糖尿病都有遗传因素在起作用。如父母亲患有糖尿病者其子女患病率明显高于普通人群。同卵双生子中 2 型糖尿病的患病率接近 100%，两人在 5 年内先后患糖尿病的概率，幼年为 50%，成年可达 90% 以上。一家几代人发生糖尿病的情况临床上也很常见，都说明糖尿病与遗传因素有关。但糖尿病是一个多基因遗传的复杂病，遗传基因的特点及其遗传方式还未完全阐明。但是遗传不是糖尿病发病的唯一因素，父母亲双方均为糖尿病患者，其子女并非 100% 的发病，因为糖尿病的发生还需有环境因素的存在。

28．糖尿病的遗传特点有哪些？

绝大部分的糖尿病不是一种单一基因决定的遗传性疾病，而是一种多基因遗传的复杂病，其遗传特点为：参与发病的基因很多，分别影响糖代谢有关过程中的某个中间环节，而对血糖值无直接影响；每个基因参与发病的程度不等，大多数为次效基因，可能有个别为主效基因；每个基因只是赋予个体某种程度的易感性，并不足以致病，也不一定是致病所必需；多基因异常的总效应形成遗传易感性。

29．哪些环境因素是糖尿病发生的重要诱因？

（1）不良的饮食习惯和结构：经济的发展，生活水平的提高，交际应酬的增加，人们会摄入过多的饮食和高脂肪的饮食，所摄入的热量远远超过身体代谢和消耗的需要，由此也会引起肥胖，可以使胰岛素受体的敏感性减低。肥胖者虽然在早期能分泌大量的甚至远远高出普通人的水平的胰岛素，但胰岛素不能正常发挥作用。

长期以精制大米为主的饮食，也会造成微量元素及维生素的摄入不足。而某些微量元素如锌、镁、铬、硒对胰岛 β 细胞合成胰岛素以及能量代谢都起着十分重要的作用。因此，现在主张进食全谷物，饮食也要以粗细搭配。

（2）体力活动减少：现代人体力活动普遍减少，城市人出门是汽车，进门是电梯。农业机械化以后，农民的体力劳动也大幅度减少。长期缺乏体力活动，尤其是久坐的生活方式，比如长期坐办公室的白领、长时间打麻将的人，会造成能量摄入超过能量消耗，一方面可以发生肥胖；另一方面因肌肉得不到适当的收缩和舒张，使肌细胞膜上的胰岛素受体大量减少，肌肉不能充分利用葡萄糖而出现血糖升高。所以，脑力劳动者比体力劳动者发生糖尿病多。

（3）肥胖：现已公认肥胖是 2 型糖尿病的重要诱因，说明肥胖与糖尿病有密切关系。

肥胖者的胰岛素受体数目减少，受体对胰岛素敏感性下降。而肥胖和高热量饮食和体力活动减少关系密切。

（4）年龄增加：增龄也是糖尿病发生的危险因素。随着年龄的增加，胰岛 β 细胞分泌胰岛素的功能逐渐下降。因此，40 岁以上的人群建议行血糖检查以早期筛查出糖尿病。

（5）应激：机体在受到重大刺激时，如创伤、感染、长期血糖增高、膳食结构迅速改变、精神高度紧张等，会分泌大量应激激素，包括糖皮质激素、胰高血糖素、肾上腺素、生长素等，这些应激激素会动员和分解机体的能源储备使血糖升高应付超常需求。为了保持血糖相对稳定，机体会分泌更多胰岛素以稳定血糖，如应激时间过长，胰岛 β 细胞长期超负荷工作，就会导致功能减退，出现高血糖。现代都市人生活节奏快，生活压力大，造成心理压力大而长期处于应激状态，导致糖代谢紊乱，血糖升高甚至糖尿病。

总之，不良的生活方式，主要是高脂肪高热量饮食和体力活动的减少，增龄以及长期生活压力造成的应激是糖尿病患病率大幅增加的主要环境因素。

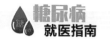

30. 胰岛素是体内唯一能降低血糖的激素吗？

在理解糖尿病的发病机制之前，我们来简单地了解一下血糖的来源与去路。

血糖指的是血液中的葡萄糖，血糖是人体主要的能量来源，而且血糖水平相当恒定，是血糖的来源与去路平衡的结果。血糖的来源主要有三个：①饱食时，食物消化吸收入血；②短期饥饿时，肝脏储备的糖原分解补充血糖；③长期饥饿时，非糖类（蛋白质、脂肪）通过糖异生补充血糖，糖异生在肝脏和肾脏进行。

去路主要有四个：①直接被机体细胞摄取来氧化供能；②进入肝脏或肌肉合成为糖原储备起来；③转变成其他糖；④在脂肪组织转化为脂肪储备或者转变成氨基酸。饱食时，这 4 个去路均活跃；短期饥饿时，仅有氧化供能通路保持开放；长期饥饿时，所有去路都关闭以节约葡萄糖。

血糖的来去平衡主要是激素调节的结果，调节血糖的激素主要有胰岛素、胰高血糖素、肾上腺素和糖皮质激素等。

胰岛素是体内唯一能降低血糖的激素，胰岛素由胰岛 β 细胞分泌，降糖的机制主要包括：促进肌肉和脂肪细胞摄取葡萄糖；加速糖原合成，抑制糖原分解；加快葡萄糖的氧化；抑制肝内糖异生。

胰高血糖素由胰岛的 α 细胞分泌，能加速肝糖原分解和糖异生，是升高血糖的主要激素。胰岛素和胰高血糖素相互拮抗。当感受到血液中的血糖低的时候，胰岛的 α 细胞会分泌胰高血糖素，动员肝脏的储备糖原，释放入血液，导致血糖上升；当感受到血液中的血糖过高的时候胰岛的 β 细胞会分泌胰岛素，促进血糖变成肝糖原储备或者促进血糖进入组织细胞。

糖皮质激素和肾上腺素也可以升高血糖。

31. 1 型糖尿病的发病机制是什么？

1 型糖尿病确切的病因及发病机制尚不十分清楚，其病因乃遗传和环境因素的共同参与。主要由于免疫介导的胰岛 β 细胞的选择性破坏所致。

（1）遗传因素：1 型糖尿病有一定的家族聚集性。有研究报告双亲有糖尿病史，其子女 1 型糖尿病发病率为 4% ~ 11%；兄弟姐妹间 1 型糖尿病的家族聚集的发病率为 6% ~ 11%；同卵双生子 1 型糖尿病发生的一致性可达 12%~67.7%。

（2）环境因素：1 型糖尿病发生常与某些感染有关或感染后随之发生。常见的感染源有腮腺炎病毒、风疹病毒、巨细胞病毒、麻疹病毒、流感病毒、脑炎病毒、脊髓灰质炎病毒、柯萨奇病毒等，但病毒感染后，糖尿病发生的易感性或抵抗性可能由先天决定。若两个人（如同胞兄弟或姐妹）暴露于同样的病毒感染，可能表现为病毒抗体的相同升高，然而糖尿病可能仅在一个人身上发生，这可能是由于内在的遗传易感因素的差异。易感性可能意味 β 细胞对某一病毒特定剂量的敏感性；或对某一表达在 β 细胞病毒抗原或轻微 β 细胞损害过程中释放的自身抗原发生自身免疫反应的倾向性。

现一般认为，1 型糖尿病的发病主要是由细胞免疫介导。在遗传易感性的基础上，任何来自外部或内部环境因素（病毒、化学物质等）将导致 β 细胞抗原的释放或病毒抗原表达于 β 细胞或与 β 细胞抗原具有相似性，从而诱发自身免疫反应，导致 β 细胞的破坏，胰岛素分泌下降。

32. 和 1 型糖尿病发病相关的抗体有哪些?

现已基本明确，1 型糖尿病是由免疫介导的胰岛 β 细胞选择性破坏所致。在 1 型糖尿病发病前及其病程中，体内可检测多种针对 β 细胞的自身抗体，如胰岛细胞抗体（ICA）、胰岛素抗体（IAA）、谷氨酸脱羧酶抗体（GAD 抗体）和胰岛素瘤相关蛋白（IA-2 和 IA-2β）抗体等。

新诊断的 1 型糖尿病患者 ICA 阳性率为 60% ~ 90%。胰岛细胞抗体的阳性率随糖尿病病程的延长而降低，80% ~ 90% 的 1 型糖尿病患者体内胰岛细胞抗体在起病 2 年后消失，仅 10% ~ 15% 的患者持续存在超过 3 年。ICA 在临床 1 型糖尿病一级亲属中的检出率明显高于一般人群，且 ICA 的检出与随后临床 1 型糖尿病的发生危险性增加相关，ICA 持续阳性者发生 1 型糖尿病的危险性明显高于一过性阳性者。ICA 持续高滴度阳性在 1 型糖尿病一级亲属中有较好的预报价值。

谷氨酸脱羧酶（glutamic acid decarboxylase，GAD）是抑制性神经递质 γ- 氨基丁酸的生物合成酶，存在于人类和动物的脑与胰岛组织内。GAD 是 1 型糖尿病自身免疫反应的主要自身抗原。其临床价值与 ICA 相似，但其阳性率和特异性均较 ICA 高。GAD 的检测对 1 型糖尿病的诊断有重要

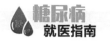

价值，并可在 1 型糖尿病的亲属中预测发生糖尿病的危险性。

胰岛素自身抗体（IAAs）IAA，即可与胰岛素相结合的自身抗体，新诊断的 1 型糖尿病患者 IAA 阳性率为 40%～50%。

IA-2（insulinoma associated protein 2）及其类似物 IA-2β 是继 GAD 之后被确认的另两个胰岛细胞的自身抗原，IA-2 和 IA-2β 主要存在于胰岛 α、β、δ 细胞，胰腺 α、β 细胞瘤，垂体，脑组织和肾上腺髓质等神经内分泌组织中。IA-2Ab 存在于 60%～80% 的新诊断的 1 型糖尿病患者中，而在健康人群中的阳性率约为 1%。IA-2βAb 在新诊断的 1 型糖尿病患者的阳性率为 45%～60%，稍低于 IA-2Ab 的阳性率，两者的阳性率均随着病程的延长和 1 型糖尿病起病年龄的增大而逐渐下降。IA-2Ab 和 IA-2βAb 的特异性较 GAD-Ab 高。

目前认为 IA-2、IA-2β、GAD 和胰岛素均是 1 型糖尿病的自身抗原。98% 新诊断的 1 型糖尿病患者至少存在一种胰岛自身抗体阳性，80% 存在两种以上，而健康人无一人同时存在两种以上抗体。联合检测 IA-2Ab、GAD-Ab 和 IAA 是预测 1 型糖尿病的最可靠的免疫学标志。

33. 1 型糖尿病的自然病程和胰岛的病理变化是怎样的？

1 型糖尿病的自然发病过程人为地分为以下六期，以便于理解发病过程和机制。

第一期，遗传易感性：机体内存在某些糖尿病的易感基因。

第二期，启动自身免疫反应，开始造成胰岛 β 细胞损伤，尚不能在血液中检测到自身抗体的升高。

第三期，免疫学异常：循环中可出现多种针对 β 细胞的自身抗体，但胰岛素分泌功能尚维持正常。

第四期，胰岛 β 细胞数量进行性减少，功能渐降低，血糖升高，以致出现糖尿病。

第五期，临床糖尿病：胰岛 β 细胞残存量小于 10%，显著高血糖伴临床症状。

第六期，临床糖尿病历经数年或多年后，β 细胞完全破坏，胰岛素水平极低，失去对刺激的反应，许多患者出现各种不同程度的慢性并发症。

总的来讲，1 型糖尿病是在遗传易感性的基础上，在环境因素如病毒感染等的作用下启动自身免疫反应，造成胰岛细胞逐步破坏的过程。发病 6 个月后死亡的 1 型糖尿病个别尸检显示，胰岛的 2/3 有淋巴细胞和巨噬细胞浸润的急性胰岛炎，存活的 β 细胞不到总量的 10%。1 型糖尿病病程较短的患者可见胰岛 β 细胞的局部再生，但随着疾病的进展，β 细胞的局部再生越加少见，且再生的 β 细胞随之亦被破坏。1 型糖尿病患者诊断 1.5 ~ 34 年后的尸检显示：占正常胰腺 98% 的外分泌组织的萎缩，胰腺重量下降。1 型糖尿病患者的胰岛少且小，重量不到正常人或 2 型糖尿病患者的 1/3，β 细胞几乎完全缺乏。胰岛几乎仅包含 α 细胞和 σ 细胞及位于胰腺头部远端的 PP 细胞。每个胰岛内 α 细胞和 σ 细胞的数量正常或增加，胰腺内总的 α 和 σ 细胞的量在正常范围。

34. 2 型糖尿病发病机制的两个要素是什么？

胰岛素抵抗和胰岛素分泌缺陷是 2 型糖尿病发病机制的两个要素。2 型糖尿病也是由遗传因素和环境因素共同作用而形成的多基因遗传性复杂病，目前对 2 型糖尿病的病因和发病机制仍然认识不足，是一组异质性疾病。同卵双生子中 2 型糖尿病的患病率接近 100%，但是起病和病情进程受环境因素的影响而变异甚大，也说明了遗传和环境因素均对 2 型糖尿病的发病过程有影响。

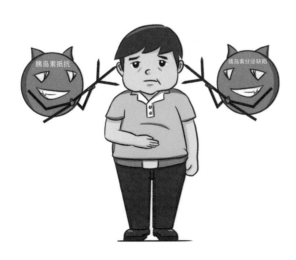

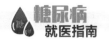
环境因素包括人口老龄化、现代生活方式、营养过剩、体力活动不足、子宫内环境以及应激、化学毒物等。在遗传因素和上述环境因素共同作用下所引起的肥胖，特别是中心性肥胖，与胰岛素抵抗和2型糖尿病的发生有密切关系。

在存在胰岛素抵抗的情况下，如果 β 细胞能代偿性增加胰岛素分泌，则可维持血糖正常；当 β 细胞功能有缺陷、对胰岛素抵抗无法代偿时，就会发生2型糖尿病。胰岛素抵抗和胰岛素分泌缺陷是2型糖尿病发病机制的两个要素，不同患者其胰岛素抵抗和胰岛素分泌缺陷所具有的重要性不同，同一患者在疾病进展过程中两者的相对重要性也可能发生变化。

35. 什么是胰岛素抵抗?

胰岛素抵抗是指机体对一定量胰岛素的生物学反应低于预计正常水平的一种现象，胰岛素抵抗时，胰岛素作用的靶器官（主要是肝脏、肌肉和脂肪组织）对胰岛素作用的敏感性降低，需要比正常人更高的胰岛素水平才能将血糖控制在正常水平。

胰岛素降低血糖的主要机制包括抑制肝脏葡萄糖产生（HGP）、刺激内脏组织（肝和胃肠道）对葡萄糖的摄取以及促进外周组织（骨骼肌、脂肪）对葡萄糖的利用。

组织中胰岛素作用主要涉及胰岛素受体及其调节过程、受体后信息传递至发挥效应的过程以及影响体脂含量和分布异常的过程等。遗传因素可能引起上述生物学过程中有关环节多种基因的多态性或突变，胰岛素抵抗可能是多种基因细微变化叠加效应的后果。环境因素中主要为摄食过多、体力劳动过少导致肥胖（尤其是中心性肥胖），可引起一系列代谢变化和细胞因子的表达异常，进一步抑制胰岛素信号转导途径，加重胰岛素抵抗。

胰岛素抵抗可以引起一系列后果，由于胰岛素对其靶组织的生物效应降低，胰岛素介导下的骨骼肌和脂肪组织对葡萄糖的摄取利用或储存的效力减弱，同时对肝葡萄糖输出的抑制作用减弱，肝葡萄糖输出增加，为克服这些缺陷，胰岛 β 细胞代偿性分泌更多胰岛素（高胰岛素血症）以维持糖代谢正常，但随着病情进展，仍然不能使血糖恢复正常的基础水平，最终导致高血糖。

一般肥胖的人胰岛素抵抗较为严重，或者临床上 2 型糖尿病患者需要非常大剂量的胰岛素才能控制血糖或者使用大剂量的胰岛素血糖控制仍不理想，可以直观地判断胰岛素抵抗的存在。科学家也开发出了专门的胰岛素增敏剂，可以增强胰岛素的敏感性，减少胰岛素的用量。

36. 胰岛 β 细胞功能缺陷在 2 型糖尿病发病中的作用是什么？

2 型糖尿病的 β 细胞功能缺陷主要表现为：

（1）胰岛素分泌量的缺陷：随着空腹血糖浓度增高，最初空腹及葡萄糖刺激后胰岛素分泌代偿性增多（但相对于血糖浓度而言胰岛素分泌仍是不足的）；但当空腹血糖浓度进一步增高时，胰岛素分泌反应逐渐降低。

（2）胰岛素分泌模式异常：正常人静脉注射葡萄糖后的胰岛素分泌呈双峰。早期分泌高峰出现在前 10 分钟，随后迅速下降，如果继续维持滴注葡萄糖，在随后的 90 分钟逐渐形成第二个峰，胰岛素分泌率持续增长，达平顶后维持一段时间。2 型糖尿病患者中，静脉葡萄糖耐量试验（IVGTT）中第一时相胰岛素分泌减弱或消失；口服葡萄糖耐量试验（OGTT）中早期胰岛素分泌延迟、减弱或消失；胰岛素脉冲式分泌削弱；胰岛素原和胰岛素的比例增加等。

影响胰岛 β 细胞分泌胰岛素的生物学过程主要包括 β 细胞胰岛素合成及分泌过程、损伤过程以及再生、修复过程。影响上述过程的遗传因素、各种原因引起的 β 细胞数量减少、胰岛淀粉样沉积物等均可导致 β 细胞功能缺陷。低体重儿、胎儿期或出生早期营养不良可损伤 β 细胞发育。

37. 为什么有些 2 型糖尿病患者餐后会出现低血糖？

2 型糖尿病胰岛素分泌反应缺陷，第一分泌相缺失或减弱，第二个胰岛素高峰延迟，并维持在较高浓度而不能恢复到基线水平，因而有些患者在此阶段可以出现餐后低血糖。随着病情进展，血糖可逐渐升高，开始时，餐后高血糖刺激的胰岛素水平升高能使空腹血糖恢复正常，但是随着胰岛素胰岛 β 细胞功能缺陷的发展，会发展为空腹高血糖。持续高血糖的刺激会促进高胰岛素血症的发展，使胰岛素受体数目下降和（或）亲和力降低，加重胰岛素抵抗。也有一些病例，随着严重高血糖的发展，血胰岛素水平下降。

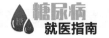
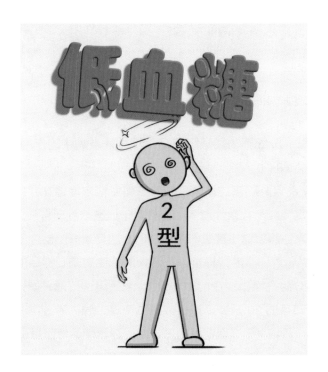

38. 胰岛素分泌缺陷和胰岛素抵抗在糖尿病发病中的作用哪一个更大？

1型糖尿病的发病机制中，胰岛素分泌缺陷起主要作用。

2型糖尿病中，胰岛素抵抗和胰岛素分泌能力下降，哪一个为原发以及基因缺陷在其中的作用，目前尚未完全明了。目前大多数认为胰岛素抵抗早已存在，但β细胞缺陷不能代偿时才出现2型糖尿病。有研究指出，从血糖升高至出现临床症状的期间平均可长达7年，此期间对糖尿病的初级预防很重要，生活方式的改变、均衡饮食、提倡体力活动、改变不良环境因素均有助于延缓糖尿病的发生，降低患病率。

39. 胰岛细胞功能异常和胰高血糖素样肽-1分泌缺陷对糖尿病发病起什么作用？

胰岛细胞功能异常和GLP-1分泌缺陷在2型糖尿病发病中也起重要

作用。

胰高血糖素由胰岛 α 细胞分泌，主要作用是升高血糖。GLP-1 由肠道 L 细胞分泌，主要生物作用是以葡萄糖依赖的方式刺激细胞分泌和合成胰岛素，并抑制胰高血糖素的分泌。胰高血糖素和 GLP-1 在保持血糖稳定中起重要作用。正常情况下，进餐后血糖升高刺激早时相胰岛素分泌和 GLP-1 分泌，抑制细胞分泌胰高血糖素，从而使肝糖输出减少，防止出现餐后高血糖。2 型糖尿病患者由于胰岛细胞数量明显减少，细胞比例显著增加；另外，细胞对葡萄糖敏感性下降，从而导致胰高血糖素水平升高，肝糖输出增加。

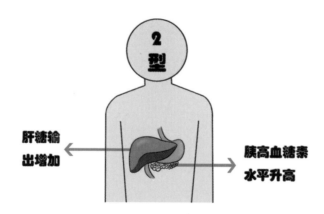

40. GLP-1 有些什么生物学效应以及在糖尿病治疗中的作用？

GLP-1 的生物学效应包括延缓胃内容物的排空、抑制食欲及摄食、促进细胞的增生和减少凋亡、改善血管内皮功能和保护心脏功能等。GLP-1 在体内迅速被 DPPIV 降解而失去活性，其血浆半衰期不足 2 分钟，因此没有办法直接作为降糖药物使用。已证实，2 型糖尿病患者负荷后 GLP-1 的释放曲线低于正常个体；提高 2 型糖尿病患者体内 GLP-1 水平后，可观察到葡萄糖依赖性的促胰岛素分泌和抑制胰高血糖素分泌，并可恢复 α 细胞对葡萄糖的敏感性。科学家采用两种方法解决 GLP-1 不能直接作为降糖药物的问题，一种是开发出 GLP-1 类似物，延长其半衰期，但是需要注射使用；

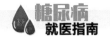

另一种是开发出 DPPIV 抑制药，延长机体自身的 GLP-1 半衰期，延长其降糖的作用时间，是一类新的口服降糖药，在临床上使用取得了良好的降糖效果。

（肖　虎　田胜华　张皎月）

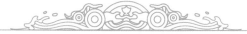

第三部分
糖尿病及并发症的临床表现

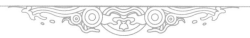

1. 糖尿病患者有哪些典型症状?

谈到糖尿病的典型症状,很多人都知道是"三多一少"。所谓"三多一少",是指多尿、多饮、多食和体重下降。

(1)多尿:糖尿病患者经常会出现上厕所解小便次数增多,而且每次尿量也多,感觉憋不住尿,夜间也经常起来解小便。而且血糖越高,尿量越多。这就是大家俗称的"尿得多"。

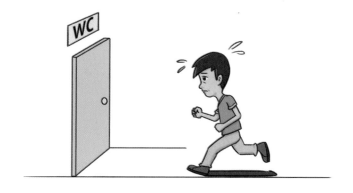

(2)多饮:由于尿得多,体内水分丢失增多,糖尿病患者此时会感觉口干舌燥,常常会大量饮水,出现喝得多。喝得多会进一步加重尿得多。

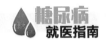
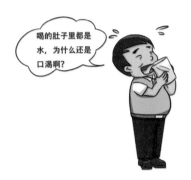

（3）多食：糖尿病患者常常会感到饥饿，往往会饭量增大，但总觉得吃不饱，甚至会有越吃越饿的感觉。

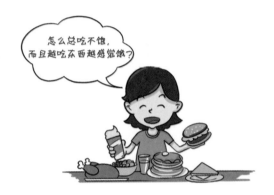

（4）体重下降：虽然糖尿病患者胃口好吃得多，不仅饭量增大，而且爱吃零食，但奇怪的是，很多糖尿病患者感觉自己是越吃越瘦，仍无法避免的出现"体重下降"。

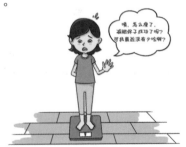

以上就是糖尿病的典型症状，如果出现上述症状的话，建议您不要忽视，及时去医院检查，明确病情，以免错过最佳的治疗时机。

2. 糖尿病患者除了"三多一少"典型症状以外还有哪些临床表现？

糖尿病患者的症状是多种多样的，并且往往发病隐匿，若不重视，常常会被忽视。除了典型的"三多一少"症状外，若出现一些似乎与糖尿病毫不相关的症状，也有可能是糖尿病的"信号"，需要引起警惕。

（1）餐前低血糖：表现为快到吃饭时就饿得受不住，甚至出现心悸、多汗、手抖、饥饿感等症状，吃点东西后明显好转。

（2）皮肤瘙痒或反复的皮肤感染：有些病友总感觉皮肤瘙痒，特别是很多女性患者常常感觉外阴部瘙痒，甚至错误地被当作妇科疾病等其他科室的疾病治疗很久仍效果不好。皮肤反复长疖肿、痈等。

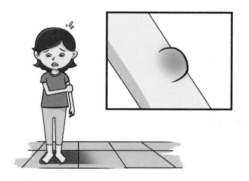

（3）视物模糊、视力减退：有些病友总感觉看东西模模糊糊，如隔云烟，或者自己眼睛"老花"得比其他人快且早。

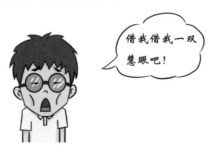

借我借我一双慧眼吧！

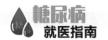
（4）胃肠功能紊乱：患者会出现胃排空迟缓和无张力，表现为肚子胀、恶心欲吐，好像"瘫痪"了，罢工了一样。有时还会出现便秘或者腹泻，甚至是腹泻和便秘相交替。

（5）反复发生的泌尿系感染：当血糖升高时，尿液中的含糖量也会随之增加，那么尿道就成为了细菌等病菌的肥沃土壤，容易出现尿路感染，且容易反复发作。

（6）尿中泡沫增多或者蛋白尿：若排出的小便中有很多的"泡泡"，且长时间难以消失，此时需警惕蛋白尿的出现。

（7）尿潴留、尿失禁或排尿障碍：有些糖尿病患者有时会感觉解不出来小便；而有些糖尿病患者却是憋不住尿，尿液会不由自主地流出来；也有些是排尿时间延长，排尿时会有中断的现象。

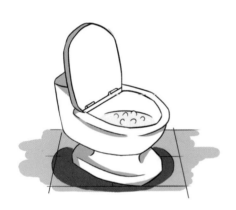

（8）经久不愈的小腿和足部溃疡、伤口不容易愈合：糖尿病得了一定年头后，患者会发现身上的伤口经常会长不好，特别是小腿和足部的伤口。

（9）四肢皮肤感觉异常：糖尿病患者可出现手足麻木、有针刺感、蚁走感，走路像踩棉花一样。

（10）异常出汗：有好出汗的，有不出汗，怕热的；有躯干部总出汗，四肢不出汗的；有半个身子出汗，另外半个身子不出汗的；还有局限性多汗症及味觉性多汗症等。

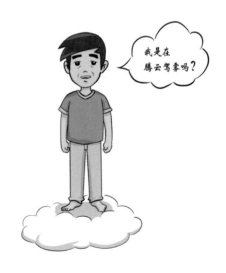

我是在腾云驾雾吗？

（11）性功能障碍：在男性患者常常出现阴茎勃起功能障碍，在女性患者表现为月经紊乱。

因此，当出现上述任何不适时，一定记得检验血糖，以便及早发现病情。

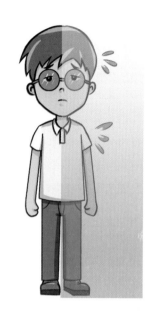

3. 所有的糖尿病患者都会有临床症状吗？

经常会听见糖尿病患者说："我没有什么不舒服，为什么会得糖尿病呢？"这是很多病友的一个误区。有很多糖尿病患者在糖尿病早期，虽然血糖升高已经达到糖尿病的标准，但却没有任何糖尿病的症状，特别是缺少典型的"三多一少"的症状。往往是在血糖明显升高后，或者体检，或者因为其他疾病就诊时，甚至是出现了严重的糖尿病并发症时才发现自己得了糖尿病，以致延误了最佳治疗时机。因此平时不能掉以轻心，不能因为自己没有任何不舒服就觉得万事大吉，特别是糖尿病的高危人群及中老年人需要定期体检，以利于及早发现隐匿的"元凶"，切不可因为没有症状就掉以轻心，以致贻误病情。

4. 没有糖尿病的任何症状，只有血糖升高可以诊断糖尿病吗？

由于糖尿病的发病隐匿，有相当一部分糖尿病患者在疾病的早期并没有任何不舒服的症状，只有检查时才发现血糖升高。当就诊时医生告知得了糖尿病时，这些患者还十分疑惑，无法接受医生的诊断，不愿意带上糖尿病的"帽子"。其实，在临床上，即使没有糖尿病的任何症状，只要血糖升高并达到诊断标准就可以诊断为糖尿病。所以，我们既要熟悉糖尿病的临床症状，也要经常检测血糖，以便及早发现病情。

5. 糖尿病酮症酸中毒患者会有哪些不适？

糖尿病酮症酸中毒是糖尿病的急性并发症之一，对身体有很大的危害，一旦治疗不及时甚至有生命危险。因此，糖尿病病友们十分有必要认识此病的症状，以便尽早预防，及时治疗。糖尿病酮症酸中毒的症状有以下表现。

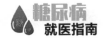

（1）原有的糖尿病症状加重：极度口渴、多饮、多尿、体重进一步下降、乏力。

（2）胃肠道症状：恶心、呕吐、食欲缺乏，有些患者会有腹痛。

（3）呼吸系统症状：呼吸深大，呼出气体有烂苹果气味。

（4）脱水与休克症状：中重度酮症酸中毒患者常有脱水症状，脱水达5%者可有脱水表现，如尿量减少、皮肤干燥、眼球下陷等。脱水超过体重15%时则可有循环衰竭，症状包括心率加快、脉搏细弱、血压下降、体温下降等，严重者可危及生命。

（5）神志改变：临床表现个体差异较大，早期有头痛、头晕、萎靡，继而烦躁、嗜睡、昏迷。

（6）诱发疾病：各种诱发疾病均有特殊表现，应予以注意，以免与酮症酸中毒互相掩盖贻误病情。

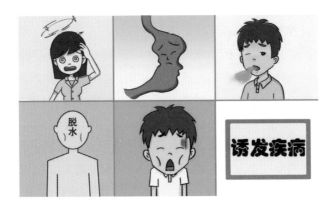

6. 高血糖高渗综合征患者会有哪些不适？

高血糖高渗综合征是糖尿病的一种急性并发症，好发于老年人，后果十分严重。发病时有一半人不知道原来有糖尿病，酮症和酸中毒一般不重，但血糖和血浆渗透压很高，很容易发生昏迷，一旦发病，死亡率也远比糖尿病酮症酸中毒高很多，会对患者的生命构成极大的威胁，所以特别值得重视。

高血糖高渗综合征起病多隐蔽，早期表现为糖尿病"三多一少"的症状加重，伴乏力、食欲缺乏、呕吐。

若此时没有引起重视，病情会进一步发展，主要表现为严重的脱水和神经系统症状。

（1）脱水表现：皮肤干燥和弹性减退，眼球凹陷、唇舌干裂，严重者出现休克。

（2）神经系统症状：不同程度的意识障碍，从意识模糊、嗜睡直至昏迷。常伴有"抽风"、半身不遂、"不会说话"等症状，所以临床上很容易被误诊为一般的脑血管意外而导致误治。

所以，各位病友平时需积极规律的治疗糖尿病，而且当出现一些"小病小痛"时，特别是老年朋友，要及时就诊，做到防微杜渐。平时规律监测血糖，当身体出现一些变化时，监测需进一步加强，以免耽误病情，贻误诊治。

7. 糖尿病性乳酸性酸中毒患者有哪些不适？

糖尿病乳酸性酸中毒主要见于服用苯乙双胍者，现在临床上已经不使用苯乙双胍降糖治疗，但是有些非正规机构仍有某些所谓的糖尿病患者的"保健品"或者"偏方"销售，而这些"保健品"或者"偏方"中就有可能含有苯乙双胍。

糖尿病乳酸性酸中毒大多数发生在缺氧性疾病的患者，如伴有肝肾功能不全或慢性心肺功能不全等疾病者，而且发病急，但症状与体征无特异性。

轻症的患者可仅有乏力、恶心、食欲缺乏、头昏、嗜睡、呼吸稍深快。

中至重度患者可有恶心、呕吐、头痛、头昏、全身酸软、口唇发绀、呼吸深大，但无酮味、血压下降、脉弱、心率快，可有脱水表现，意识障碍、四肢反射减弱、肌张力下降、瞳孔扩大、深度昏迷或出现休克。

为了有效地预防糖尿病乳酸性酸中毒的发生，各位病友平时不要随意在非正规机构购买成分不明的药物；而当出现任何不适时，应及时就诊，以免错失最佳救治时机。

8. 糖尿病患者发生低血糖时会有哪些表现？

糖尿病患者常常对高血糖十分重视，而对低血糖不以为然。殊不知低血糖的发生对糖尿病患者的危害更大，而且每位糖尿病患者一生中难免不发生低血糖。

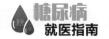

糖尿病患者的血糖低于多少是低血糖呢？当糖尿病患者血糖值≤3.9 mmol/L时即可诊断低血糖。低血糖有多张"面孔"，每个糖尿病患者发生低血糖时的表现都不一样。

（1）交感神经兴奋的表现：心悸、出汗、饥饿、无力、手抖、视力模糊、面色苍白等。

（2）如果血糖更低或持续低血糖的时间更长，对血糖很敏感的大脑就会出现功能紊乱，表现为中枢神经系统症状，包括头痛、头晕、定向力下降、吐词不清、精神失常、意识障碍，甚至严重者会出现昏迷。

因此提醒各位病友，平时需密切观察自己身体的变化，一旦出现先兆症状，及时检测血糖，补充糖分，避免发生严重的低血糖。

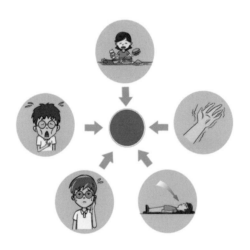

9. 是否出现饥饿感就表示有低血糖呢？

有很多糖尿病患者认为，只要出现饥饿症状，就表示发生了低血糖，其实事实并非如此。糖尿病患者在高血糖时也会有饥饿感，而且血糖越是控制不好，饥饿感越是明显。而随着降糖治疗的开展，血糖下降病情控制后，饥饿感会明显好转。因此提醒各位病友，当出现饥饿感时，首先要及时检测血糖，了解自己的血糖水平，然后根据血糖正确治疗。

10. 是否所有的糖尿病患者发生低血糖时都有典型的症状呢?

有许多糖尿病患者认为发生低血糖时都会有典型的症状,其实不然,低血糖是有多张"面孔"的。有的患者症状明显,有的患者症状轻微,有的患者甚至没有任何症状,就直接昏迷了,这种情况常见于长期频繁发生低血糖或者老年糖尿病患者,临床上称为"无症状性低血糖"。因此,糖尿病病友们需熟悉低血糖的各种表现,并且定期检测血糖,才能做到有备无患,以免错过最佳治疗时间。

11. 糖尿病肾病患者有哪些表现?

糖尿病肾病是糖尿病慢性并发症之一,目前已成为终末期肾脏病的第二位原因,给很多的糖尿病患者及家属带来了严重的精神上及经济上的负担。

(1)早期症状:糖尿病肾病早期临床表现不明显,最初在运动后会出现微量白蛋白尿。病友们会在活动后发现尿液中的泡泡稍稍增多,而注意休息后就会好转消失。

(2)随着病情的发展,可以出现:①持续的微量白蛋白尿,直至大量蛋白尿,也就是平时糖尿病患者所说的尿液中的"泡泡"越来越多,而这种现象一直存在;②水肿:糖尿病肾病的患者特别喜欢肿脸,早晨起床时面部水肿严重。

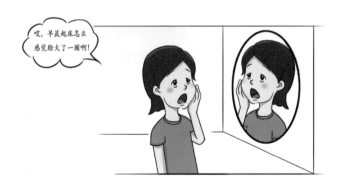

(3)高血压:糖尿病肾病的患者病情严重时,血压会升高,而且居高不下,降压药物效果不佳。

(4)肾功能下降,最终出现尿毒症。

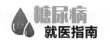
由于糖尿病肾病的严重危害，所以大家首先需正确了解糖尿病肾病的表现，以希望达到早期诊断、早期治疗，以阻止和延缓糖尿病肾病的进一步发生和发展。

12. 糖尿病患者出现蛋白尿就是糖尿病肾病吗？

有些糖尿病患者尿液中的"泡泡"增多，检查发现是蛋白尿，就十分的紧张，以为自己得了糖尿病肾病。其实不然，糖尿病肾病与糖尿病患者有蛋白尿不能简单地画上等号。其实尿蛋白排泄受影响因素较多，如24小时内剧烈运动、感染、发热、充血性心力衰竭、血糖控制差、怀孕、高血压、尿路感染、肾病综合征等。如检查结果异常，需在3~6个月复查，若3次结果中至少2次超过正常值，并排除了上述影响因素后，方可做出诊断。因此，当糖尿病患者出现蛋白尿时，需及时就诊，定期随访，让专科医生帮你判断是否为糖尿病肾病，以免自己虚惊一场。

13. 糖尿病视网膜病变患者有哪些表现？

糖尿病视网膜病变是糖尿病患者的微血管并发症之一。若说眼睛是一架照相机，视网膜就是照相机的底片，在视物中起着重要的作用。

糖尿病视网膜病变发病十分隐匿，糖尿病患者早期不会有什么感觉，但一旦影响到视力，就可能已经失去了最佳治疗时机。

糖尿病视网膜病变的临床表现主要为：

（1）视物模糊：会出现看不清东西，模模糊糊，有如隔云烟的感觉。

（2）不同程度的视力下降：会出现视力减退，尤其是夜间视力下降明显。

（3）视物变形：会出现看东西变形，不是它本来的面目。

（4）眼前黑影飘动：会出现眼前有发黑的物体飘动，怎么眨眼睛或者揉眼睛都不消失。

（5）视野缺损：会出现视野变小，眼睛能看到的范围会明显缩小。

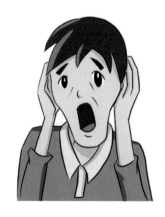

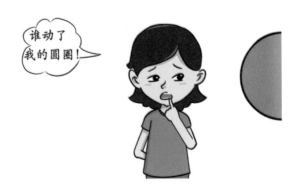

（6）失明：严重者会导致失明。

糖尿病视网膜病变是视力的"隐形杀手"，发生糖尿病视网膜病变后，将严重降低糖尿病患者的生活质量。因此我们要保护好心灵的窗口——"眼睛"，即使没有眼部不适，也要定期去眼科检查，及早发现，及早治疗，千万不能等视力下降后才去看医生，到时候悔之晚矣。

14. 糖尿病性白内障患者有哪些表现？

若将眼睛比喻为一架照相机，晶状体就像照相机里的镜头一样，对光线有屈光作用，同时也能滤去一部分紫外线，保护视网膜。糖尿病对晶状体有影响，当晶状体发生混浊，使光线不能正常透入到视网膜，被称为白内障。

糖尿病性白内障可分为两类：

（1）真性糖尿病性白内障：常为双眼发病，多见于30岁以下、病情严重的幼年型糖尿病患者。病情进展迅速，晶状体可能在数天、数周或数月内全混浊。

（2）假性糖尿病性白内障：与老年性白内障难以区别，但糖尿病患者发生老年性白内障的机会较非糖尿病患者多。

糖尿病性白内障在早期没有任何的征兆。随着病情的发展，才开始出现视力减退和视物模糊，并出现逐渐加重的视力下降问题；看书或者看电视时眼睛很容易会出现疲劳，视野中的物体出现变形或扭曲；怕光；各种颜色看起来晦暗；突然看东西有重影等症状。若此时得不到及时的诊治，任其发展，视力将会进一步降低，甚至失明。

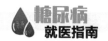
由于糖尿病性白内障的危害大，所以，糖尿病患者当出现视力问题时，一定要及时到眼科就诊，积极治疗；而且平时也要定期到眼科检查，以便早期发现病情。

15. 糖尿病性青光眼患者有哪些表现？

青光眼"偏爱"糖尿病患者，而且糖尿病性青光眼是青光眼中最严重、最危险的一种。早期并无明显不适，往往容易被忽视。当病情发展到一定程度后，会出现轻微头痛、眼痛、虹视、视物模糊等症状，经休息后自行消失，此时容易误认为是视力疲劳所致。视力可长时间维持不变，但视野可以很早就出现缺损，这是由于长期高眼压的压迫，视神经逐渐萎缩。病友们会发现自己视野逐渐缩小，直至消失，会出现行走容易碰撞到周围物体，最终会出现失明。

总之，糖尿病患者应了解有关糖尿病性青光眼的临床表现，定期做眼科检查，平时密切观察自己有无糖尿病性青光眼的异常表现，以便早期诊治，以免延误病情。

16. 糖尿病患者出现波动性屈光不正有哪些表现？

有些糖尿病患者发现自己时而近视，时而远视，甚至有些病友配了眼镜后，仍无法矫正视力，非常纳闷。遇见这种情况，病友们先不要惊慌，这有可能是糖尿病患者经常发生的视觉异常——波动性屈光不正。

当血糖升高时，房水渗透压较晶体低，水分经晶状体囊渗入晶状体内，晶状体膨胀变凸，屈光增强，形成一过性近视；而当血糖降低时，引起相反的渗透压改变，则变为远视。糖尿病患者会觉得看远、看近的视力都下降，由于常常同时存在眼球的调节障碍，视力下降更明显，有类似"花眼"的症状。

糖尿病患者的波动性屈光不正是可逆性改变，无须佩戴眼镜，当血糖得到良好控制之后，常可恢复到原来的屈光水平，但此病发生快，完全恢复较为缓慢。

17. 糖尿病中枢神经病变有哪些表现？

糖尿病中枢神经病变主要指大脑、小脑、脑干及脊髓的神经元及其神经纤维的损伤。主要有以下几种情况。

（1）糖尿病性假脊髓结核：表现为走路不稳，步态蹒跚，抬脚高、落地重，如踩棉花。跨步较宽，行走困难。常伴有双下肢麻木，刺痛感。

（2）糖尿病性侧束硬化综合征：表现为双下肢无力，行走困难，走路时难以控制步伐。常伴有肌无力、肌肉萎缩。

（3）糖尿病性老年痴呆：表现为智能缺损、记忆力缺损、应激能力障碍、人格改变，思维困难、对答缓慢、动作减少等。

18. 糖尿病周围神经病变有哪些表现？

糖尿病周围神经病变是糖尿病慢性并发症之一，糖尿病周围神经病变可发生于双侧或单侧周围神经，可对称或不对称性，但以双侧对称性者多见。

糖尿病周围神经病变发病多隐匿，早期可无明显症状。通常为对称性疼痛和感觉异常，下肢症状较上肢严重，病情进展缓慢。一般先出现肢端感觉异常，有穿袜子与戴手套样的感觉，伴有麻木、针刺、蚁走、虫爬、灼热或如踏棉垫感。有些糖尿病患者由于感觉麻木，对温度、疼痛不敏感，会出现自己被烫伤、割伤、硌破而完全不自知的情况。也有时伴有痛觉过敏，不能接触衣服或者被单，稍微一接触就疼得受不了。随后出现肢体疼痛，呈隐痛、刺痛或烧灼样痛，夜间及寒冷季节加重。当运动神经累及时，会出现肌张力减弱、肌力减弱以至肌萎缩和瘫痪。

19. 糖尿病心血管自主神经病变有哪些表现？

糖尿病心血管自主神经病变是糖尿病神经病变之一，其发病率高，临床表现隐匿，但后果严重。下面我们一起来看看糖尿病心血管自主神经病变有哪些主要的表现。

（1）静息时心动过速：在休息状态下，心率为 90 ～ 100 次 / 分，有的达 130 次 / 分。此种心率增快较固定，一般不受呼吸、体位改变与轻度运动的影响。快而固定的心率是糖尿病心血管自主神经病变的典型表现。

（2）直立性低血压：当患者从卧位起立时，若站位的收缩压较卧位时下降大于 30 mmHg，则称为直立性低血压。患者由卧位突然起立时，会感头晕、视力障碍、站立不稳、甚至晕厥摔倒。若出现这个症状，说明病情已

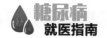

到了中晚期。

（3）无痛性心肌梗死：是糖尿病心血管自主神经病变最为严重的表现。由于患者在发生急性心肌梗死时无疼痛或者疼痛轻、不典型，没有引起警惕，容易延误治疗，严重者可导致难治性心力衰竭、猝死，死亡率较高。

（4）猝死：在严重糖尿病心血管自主神经病变患者中，有呼吸、心搏骤停的危险。

20. 糖尿病性胃轻瘫有哪些表现？

有些糖尿病患者病程有些年头后就会感觉有上腹胀满、恶心欲呕的症状，这时需警惕你是否得了糖尿病性胃轻瘫。

糖尿病性胃轻瘫主要是由于支配胃运动的自主神经受损，出现胃排空迟缓和无张力，好像"瘫痪"了不工作一样。有些患者可无明显的临床症状。有些患者会出现上腹部不适和疼痛（隐痛、刺痛或绞痛）、胃胀气、恶心、呕吐、早饱、嗳气等，吃东西后症状明显。有些患者还会有吞咽困难、吞咽痛、反酸、反食、胃灼热等表现，严重者可有反流性食管炎。

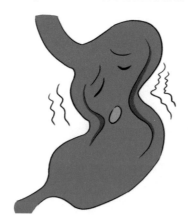

21. 糖尿病性自主神经病变累及肠道时有哪些表现？

当糖尿病性自主神经病变累及肠道时，肠道蠕动不正常了，会出现便秘或腹泻或便秘、腹泻交替出现。

（1）便秘：糖尿病患者大多有便秘。

（2）腹泻：少数发生腹泻，少的每天3～5次，多的一天20余次，量很多，大便水样，无脓血。这种腹泻夜间加重，严重的时候可出现大便失禁。

（3）便秘、腹泻交替出现。

22. 是否糖尿病患者出现恶心、呕吐、便秘、腹泻等症状，就提示消化系统自主神经病变呢?

不一定，我们不能将这些症状和糖尿病消化系统自主神经病变画上等号。因为糖尿病患者和其他的普通人一样，也会得其他的消化系统疾病从而表现出上述症状，所以一旦出现这些问题，还是及时到医院专科就诊，进行相关的检查，明确诊断，切忌在家胡思乱想，自己给自己下诊断。

23. 糖尿病性神经源性膀胱有哪些表现?

糖尿病神经源性膀胱是糖尿病性自主神经病变之一，平时并不少见，但若不引起重视，却容易误诊。

（1）尿潴留：当出现膀胱逼尿肌无力时可引起尿潴留，表现为下腹膨胀、有尿排不出。有时尿液潴留过多时，可在下腹部看见一个"包块"，还会被误认为是肚子里长的"瘤子"。

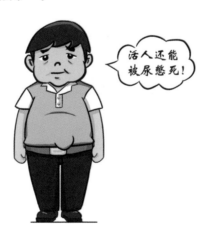

活人还能被尿憋死!

（2）尿失禁：当出现膀胱括约肌失控时可引起尿失禁，表现为尿急、尿频、小便淋漓不尽。糖尿病患者往往憋不住尿，膀胱有点尿就会控制不住流到裤

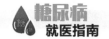

子上，弄得十分尴尬。

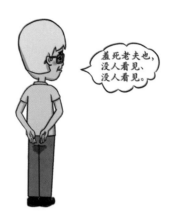

（3）排尿障碍：当出现膀胱逼尿肌与括约肌两者功能不协调时可引起排尿障碍，表现为排尿时间延长、排尿与中断交替等。

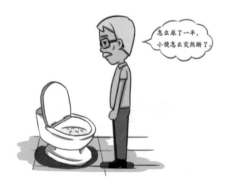

24. 糖尿病生殖系统自主神经病变有哪些表现？

当糖尿病患者出现生殖系统自主神经病变时：

（1）在男性患者常常出现阴茎勃起功能障碍，导致"举而不坚"或"坚而不久"，或者完全无法勃起而出现阳痿。阳痿时间长了，少数患者就会出现性欲减退，对性生活缺乏兴趣。还有一些男性糖尿病患者有性欲，没有阳痿，有性快感，但不能射出精液，故常导致不育。

（2）在女性患者表现为月经紊乱，这也可以导致不育的发生。

25. 糖尿病患者的异常出汗有哪些表现?

糖尿病自主神经病变有很多种表现,异常出汗是糖尿病自主神经病变的一个重要信号。大多数的糖尿病患者最终都将出现排汗障碍。异常出汗有很多种表现。

(1)有些患者是好出汗,稍微一动就是大汗淋漓。

(2)有些患者是不出汗,怕热。

(3)有些患者表现为出汗部位不均一,如有些患者是躯干部总出汗,四肢不出汗。

(4)有些患者是半个身子出汗,另外半个身子不出汗。

(5)还有些患者局限性多汗症及味觉性多汗症等。

所以一旦出现这个症状,糖尿病患者们一定要引起重视。

26. 糖尿病下肢血管病变有哪些表现?

糖尿病下肢血管病变是糖尿病慢性并发症之一,在临床上经常遇到,那糖尿病下肢血管病变主要有哪些表现,下面我们一起来看看。

糖尿病下肢血管病变患者早期大多无明显症状,部分患者会出现间歇性跛行,即平地行走后出现下肢疼痛、酸胀,休息后症状可缓解,若再次行走时会再次出现,且距离逐渐缩短。同时可伴有受累肢体动脉搏动减弱或消失;缺血部位的皮肤发凉,温度降低;足部抬高时皮肤苍白,下垂时则变为紫红色;皮肤变薄发亮、弹性差、干冷皲裂、局部毛发减少或脱落,趾甲营养不良等;患肢有麻木、感觉迟钝等症状。随着疾病的进一步发展,会出现静息时下肢疼痛;严重供血不足时可出现肢体坏疽。

糖尿病下肢血管病变危害严重,所以我们一定要认识其表现,争取早期诊断,早期治疗。

27. 糖尿病足溃疡有哪些表现?

糖尿病足是糖尿病最严重的慢性并发症之一,严重者可导致截肢,而大多数的截肢是由足部溃疡引起的。不仅给患者带来了精神上和身体上的痛苦,而且带来了巨大的经济压力。在平时糖尿病患者需积极预防糖尿病足溃疡的发生,为了很好地预防其出现,我们需要了解糖尿病足溃疡的各种表现。

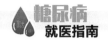
　　糖尿病足溃疡依据溃疡的病因可分为三类：神经性溃疡、单纯缺血性溃疡和神经－缺血性溃疡。

　　（1）神经性溃疡：患者患足皮肤温度是正常的，会有皮肤干燥、麻木、感觉异常，但痛觉不明显，足部血液循环良好，足背动脉搏动良好。病情严重者可发展为神经性关节病。

　　（2）单纯缺血性溃疡：患者无周围神经病变，以单纯缺血为主，这种糖尿病足溃疡较少见。

　　（3）神经－缺血性溃疡：患者同时存在糖尿病周围神经病变和糖尿病周围血管病变，除了有神经性溃疡的症状外，还会有间歇性跛行、静息痛等症状，足部是凉的，足背动脉搏动减弱或消失。

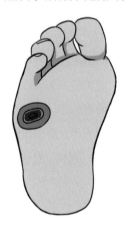

　　糖尿病足溃疡是可以预防的，为了避免出现严重后果，糖尿病患者应时刻关注自己的脚，避免足部溃疡的出现。

28. 糖尿病性大疱病有哪些表现？

糖尿病性大疱病是糖尿病患者特有的皮肤病变，可分为三种类型。

（1）自发性、张力性水疱。

（2）水疱愈合后有瘢痕和轻度萎缩，偶有血疱。

（3）非瘢痕性疼痛性水疱。

以自发性、张力性水疱最常见，好发于四肢远端的皮肤，尤其是足和小腿，水疱往往突然发生，反复出现却没有任何自觉症状。单发或多发，水疱大小不等，疱壁薄，疱内是澄清的液体，疱的外边也没有红晕，无疼痛和瘙痒，2～5周可以自愈，但易反复发生或者消退后在皮上遗留有色素沉着。

糖尿病性大疱病往往发生在糖尿病病程长、全身状况差且合并有严重并发症的患者身上，所以出现了此种皮肤病变，需十分警惕。

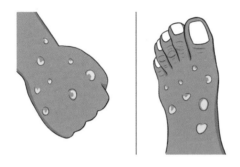

29. 糖尿病患者会有皮肤瘙痒吗?

皮肤瘙痒是糖尿病早期发病的症状之一。糖尿病患者的皮肤瘙痒分为全身性或局部性，发病部位不定，发病程度也不一致。有很多女性患者以外阴部瘙痒多见，甚至错误的被当作妇科疾病治疗很久仍效果不佳，最后检查血糖才发现糖尿病这个"元凶"。由于皮肤瘙痒症是糖尿病早期线索之一，故出现这个症状时，需要进一步检查，以便早日发现疾病。

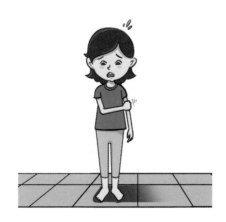

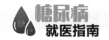

30. 糖尿病胫前色素斑有哪些表现?

糖尿病胫前色素斑是糖尿病特征性的皮肤病变，也称为"斑点腿"。本病男性多于女性，常发生在老年和病程长及伴神经、视网膜、肾脏病变者。

糖尿病胫前色素斑无自觉症状，常被忽视。糖尿病患者下肢循环障碍较上肢明显，且易受外伤，故病变多出现在小腿胫前区（小腿骨前部的区域），偶见于前臂。患者常诉于虫咬、烫伤或碰撞后发病。

发病早期为圆形或椭圆形的暗红色丘疹、顶平，边界清楚，0.5 ~ 1.2 cm 大小，少数可伴小水疱、紫斑。1 周左右病变中心出现痂皮，剥脱后可见浅表糜烂。经 12 ~ 18 个月后形成圆形、椭圆形或不规则形的表皮萎缩伴色素沉着斑。这些斑点可单发或成群，有时呈线状排列。

糖尿病胫前色素斑一般没有什么不舒服，很少引起患者的注意，但因为糖尿病胫前色素斑常常是出现微循环障碍或大、小血管病变的信号，所以不容小视。

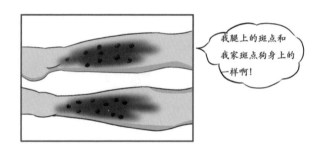

我腿上的斑点和我家斑点狗身上的一样啊!

31. 什么是糖尿病足?

因糖尿病导致患者下肢远端（足部）感觉迟钝或者血供不足，而出现足部感染、溃疡以及更深层组织的破坏，称为糖尿病足。但是，很多糖尿病患者的下肢病变不仅仅局限于足部，出现在足部以外的创面称为糖尿病下肢慢性创面，虽然在定义上不属于"糖尿病足"，但其发病机制及临床治疗方法均与糖尿病足类似，可以合并治疗。

32. 哪些患者容易得糖尿病足?

（1）血糖控制不好的患者：其中一种是血糖偏高不达标的患者；另一种是血糖控制过严，但经常发生低血糖的患者，这两种患者都容易出现神经和血管的并发症，容易得糖尿病足。

（2）有不良生活习惯的糖尿病患者：如吸烟、酗酒，这些习惯本来就可以独立导致神经和血管的病变，对于糖尿病患者来说，更进一步加重了这些损害，更易患上糖尿病足。

（3）高龄独居的糖尿病患者：这一部分患者足部的卫生状况可能不良，洗脚的水温容易过热，修剪趾甲容易损伤足部出现创面，这些均会导致或者加重糖尿病足。

（4）性别：男性患者较女性患者更易患上糖尿病足，可能与部分男性患者生活自理能力相对较差、卫生习惯相对较差，以及从事的工作性质相对更易导致足部或者下肢的创伤有关。

（5）经济状况：经济状况较差的患者对血糖的控制、生活环境、卫生习惯、工作环境和性质均更易出现足部创面，且这部分患者就医更不积极，这些是这部分患者容易罹患糖尿病足的原因。

（6）足部畸形：一些足部的先天畸形，如扁平足、胼胝足、夏科关节病（Charcot 关节病）等，会使得足部更易出现创面，导致糖尿病足。

（7）不合适的鞋袜：糖尿病患者尤其是已经有足部感觉迟钝或者血供不好的患者，应该选择更合适糖尿病患者穿的鞋袜（后文有详细介绍）。

（8）其他的生活习惯：长期跷二郎腿导致下肢血供不良，赤足或者是夏天喜欢穿凉鞋增加足部受伤的概率。

33. 怎么判断糖尿病足的严重程度（糖尿病足分级）?

目前国际公认的最经典的判断糖尿病足严重程度的标准是 Wagner 分级：

0 级：有发生溃疡的危险因素。

1 级：足部表面破溃，但无感染。

2 级：较深的溃疡，合并软组织炎，无脓肿或骨感染。

3 级：深度感染，伴骨组织病变或脓肿。

4 级：局限性坏疽。

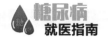

5 级：全足坏疽。

Wagner 0 级患者严格意义上并不是糖尿病足患者，因其并没有形成实际上的创面，但是 0 级患者一定要注意血糖的控制和足部保健，做好预防工作，避免出现真正的糖尿病足。

34. 糖尿病足创面为何难以愈合？

糖尿病足发病机制与外周神经病变和血管病变密切相关，外周神经病变带来足部感觉迟钝及足部皮肤干燥、出汗减少，外周血管病变带来足部血供减少缺血，根据发病机制糖尿病足可分为神经性、缺血性及神经缺血性。而且相对于单纯的神经性，缺血性与神经缺血性的比例明显增高。足部创面缺血导致创面修复困难，缺血的创面更容易感染，感染又进一步加重修复困难，再加上创面的修复受患者的全身营养状况及年龄和经济因素影响，因此，糖尿病足创面不仅难以愈合，而且可能反复发作，对患者本人及家庭带来巨大的负担（图 3-1，图 3-2）。

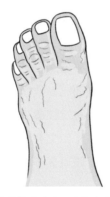
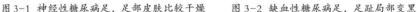
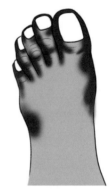

图 3-1 神经性糖尿病足，足部皮肤比较干燥　　图 3-2 缺血性糖尿病足，足趾局部变黑

35. 糖尿病患者足部出现很小的创面需要就诊吗？

对于糖尿病患者，无论足部或者身体的任何部位，出现极小的创面，也应及时就诊，治疗越早，疗程越短，疗效越好，花钱越少。

很多糖尿病足患者，尤其是经济状况及文化程度不高的患者，往往在足部出现很小的创面，如轻微擦伤、小的切割伤、水疱、小的烫伤等情况时，没有给予足够的重视，选择自行换药或者在非正规、非专业医疗机构处理创

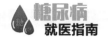

面，因此贻误病情。糖尿病足创面如果不能得到及时正确的治疗，进展非常迅速，创面的扩大以"天"为单位计算，可以说是"一天一个样"。往往到患者觉得非要去专业医院就诊时，创面已经扩大及感染，导致创面难以愈合，治疗周期长，治疗费用贵且疗效差。根据糖尿病足分级（见本部分问题33）1级是最容易愈合的创面，在专业医生指导下门诊换药，愈合率可达90%以上；2级创面，可能需要住院治疗，经过专业治疗，结合患者自身的基础情况，愈合的可能性也存在；3级及以上病变，有极大概率发生截肢，甚至死亡。

36. 糖尿病足有哪些危害?

（1）死亡：糖尿病足死亡率和许多肿瘤的死亡率相当，3年之内的累积死亡率达28%。

（2）截肢：糖尿病足3年累积截肢率达50%，在所有的截肢患者中，有一半与糖尿病足有关，可以说，糖尿病足是一种高致残的疾病。一旦致残，不仅影响了患者本人的正常生活，对其家庭也是严重的打击。

（3）治疗周期长、费用高：糖尿病足是一种极易发病、进展迅速的疾病，按照 Wagner 分级2级及以上的创面需要住院治疗，且治疗周期都是以"月"来计算的，还需要结合患者个人的营养状况、身体基础情况、年龄及是否能自理等因素。因此，糖尿病足如果不尽早进行专业干预，就会导致治疗周期长，且分级越高，所需要的治疗时间越长，产生的费用就越高，疗效还不一定理想，这就是糖尿病足治疗的现状，因此，强烈建议糖尿病患者早发现、早治疗。

（4）疼痛：有一句俗话叫"十指连心"，是有科学依据的，人体末梢（手、足）的神经分布丰富，感觉灵敏，一旦出现创伤破损溃疡，其疼痛程度非常剧烈，就是所谓的"连心"。因此，糖尿病足患者的溃疡创面疼痛是难以忍受的，加之许多糖尿病患者还有下肢血管病变导致的缺血性疼痛，两者叠加，大部分患者需要做疼痛管理，可以对患者的疼痛程度进行评测后给予相应的止痛治疗。

37. 糖尿病足患者会截肢吗?

这是许多糖尿病足患者都有的担心和疑问。糖尿病足是由于长期高血糖

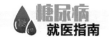

导致的下肢及足部神经异常和外周血管闭塞引起的足部疼痛、感染、破溃的一种并发症。每年约有10%的糖尿病足进行截肢手术，许多患者对此造成了一种恐慌。糖尿病足患者不一定需要截肢。实际上，临床上进行截肢手术的患者主要是因为患者足部坏疽没有及时治疗或是错误的治疗，导致患者足部出现严重溃疡、骨感染之类的病变，威胁到了患者的生命健康，由此选择截肢手术。然而事实上，截肢手术也并不是"一截了之，万事大吉"，许多患者手术后出现了更严重的病变，威胁到患者生命健康。主要是因为糖尿病足是血糖长期损坏血管和神经的病变，如果不能改善血液循环状态而过早的截肢、截趾，必然会出现继续向上坏死，新的创伤还会加重血管闭塞的程度。而且糖尿病足患者在清创时一般都会涉及正常组织出血，缝合后就会凝血，这种凝血机制也会影响到血管内血栓的增大或增多，必然导致局部血液循环缺血加重，坏死加快，由此导致更加严重的病变。

38. 如何避免因糖尿病足而截肢？

对于糖尿病足患者应该尽量避免截肢手术，发生了糖尿病足一定要早发现、早预防、早治疗，如此才能避免截肢，避免糖尿病足的危害发生。①早发现：俗话说"冰冻三尺，非一日之寒"，糖尿病足的发生、发展、恶化是一个漫长的过程，我们要善于观察，及时发现缺血部位的各种问题并将其遏制于萌芽状态；②早预防：糖尿病足防治应以预防为主，防治结合。糖尿病患者平时应注重足部的保健，配合应用降糖药、控制饮食等方法，来延缓糖尿病足的发生；③早治疗：及时对坏疽部位进行清创、引流，控制创面感染，同时配合于氏糖疽康之类促进足部溃疡愈合的良药进行治疗。积极的控制血糖，疏通栓塞的血管，改善末梢的微循环，如此多管齐下，才能更好地控制和治疗糖尿病足，避免截肢手术。

39. 糖尿病足患者有哪些早期症状（前兆）？

（1）足部感觉减退或消失：对疼痛、冷热不敏感，足部感觉迟钝麻木。

（2）足部感觉异常：疼痛及蚁爬感。

（3）足部皮肤干燥：下肢皮肤干燥，尤其在冬季可能出现皲裂或者瘙痒，局部破溃如果没有及时处理，会引起溃疡及继发感染。

（4）足底胼胝：经常发生于糖尿病患者足底受压部位，且胼胝下很容易出现出血、感染、坏死及溃疡，发病比较隐匿，所以，只要胼胝出现变色、水疱等情况，必须尽早处理。

（5）间歇性跛行：通俗地说就是走路的时候腿痛，休息后缓解，再走路又出现疼痛，如此往复。糖尿病下肢血管硬化会导致间歇性跛行及下肢疼痛，如果在早期没有及时就诊，进一步发展将严重影响下肢血供。

（6）下肢寒凉：下肢动脉硬化导致血供减少，尤其在冬季，患者常感觉下肢发凉畏冷，频繁使用取暖设备也是造成下肢，尤其是足部烫伤的原因。

40. 糖尿病足高危患者如何自查足部健康状况？

糖尿病患者尤其是已经有糖尿病足早期症状的患者（见本部分问题39），建议每天自查足部，检查做到以下几个方面。

（1）足部皮肤是否干燥，如洗脚之后感觉皮肤干燥，需要使用保湿的外用擦剂。

（2）足底是否有胼胝形成，如有，需要到专业医院的相关科室就诊，获得护理指导意见。

（3）足趾缝间是否有破溃或水疱，如有，需要及时就诊处理。

（4）对于行动不便的老年患者，不能自行检查的，需要子女或者是陪护人员协助进行检查。

41. 糖尿病足高危患者需要定期筛查足部健康状况吗？有哪些筛查方法？

对于所有的糖尿病患者（包括1型和2型）一经确诊，均需到医院的专业科室（内分泌科、血管外科、创面修复科）进行足部（糖尿病周围神经病变）筛查，建议1年筛查1次，对于筛查的高危患者（有眼底病变、肾病或微血管并发症），可根据程度增加筛查的次数（3～6个月一次，具体需专业医生评估后给出建议）。筛查的方法有以下几种。

（1）普通视诊：观察患者足部皮肤的颜色、厚度、干燥，以及是否有创面和畸形，足趾间是否有水肿及感染创面。

（2）普通触诊：患者足部皮肤温度、湿度及皮肤的手感，触诊足背动

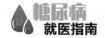

脉及胫后动脉搏动。

（3）10 g 尼龙丝：主要目的是检查患者保护性感觉是否存在，具体检查方法由医生掌握（图3-3）。

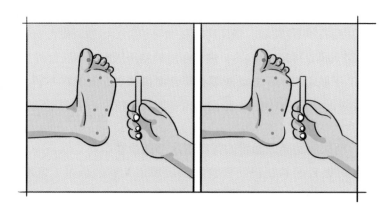

图 3-3 10 g 尼龙丝检查足底

（4）温度觉：通过特定的仪器测定足部对温度变化感觉的敏感性。

（5）针刺觉：测定足部对针刺疼痛的不同反应，初步评估末梢感觉神经的功能情况。

（6）128 Hz 音叉：主要目的是检查患者振动觉是否存在（图3-4）。

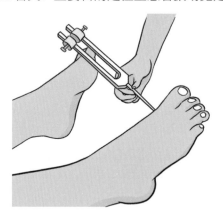

图 3-4 128 Hz 音叉检查振动觉

42. 糖尿病足患者需要做哪些特殊的专业检查？

50 岁以上的糖尿病患者，有间歇性跛行或有足背动脉搏动减弱及消失的患者，可在医生的指导下进行专业血管检查，有如下方法。

（1）踝肱指数（ankle brachial index，ABI）：是指踝部动脉压和肱动脉压之间的比值，是一种临床上最常用的、最便捷的专业判断下肢缺血严重程度的检查方法。

（2）经皮氧分压。

（3）下肢血管超声。

（4）下肢 CT 血管造影（CTA）：注意做 CTA 检查前后 72 小时需停用二甲双胍。

43. 糖尿病足患者应该如何合理饮食？

所有的糖尿病患者均应进行饮食控制，是糖尿病患者的生活方式调整之一。对于糖尿病足患者，不仅需要严格控制血糖，还需要补充蛋白质丰富的食物以促进创面的愈合，总的来说，就是低盐低脂，含有丰富优质蛋白质的清淡饮食，烹饪方式以蒸、煮、烤为主，避免油炸、红烧等过于油腻高热量的饮食。

糖尿病足患者因为足部创面不适合做重体力劳动，日常的活动每千克体重每日所需热量约 25 kcal，糖尿病患者可根据自身体重来计算每日所需总的热卡。

食物中糖类应占所需热卡的 50% ~ 60%，蛋白质占 30% ~ 35%，脂肪占 15% ~ 20%。

当然，饮食方式的制订是非常个性化的，按照医生或营养师建议的参考方式制订饮食计划之后，还应该按照实际监测血糖的变化做调整，最终找到最适合每位患者自己的饮食（图 3-5）。

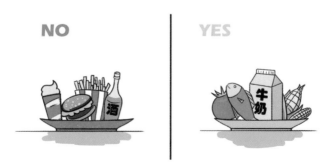

图 3-5　糖尿病足患者适宜 / 不适宜食品

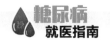

44．糖尿病足患者如何选择降糖治疗？

高血糖不仅是糖尿病足的致病因素，血糖没有得到良好控制的糖尿病足患者，创面部位的高血糖成为细菌最完美的培养基，局部创面细菌反复感染，会导致创面难以愈合，以及坏疽、截肢等严重后果。因此，一旦患上糖尿病足，必须严格控制血糖。

但是，对于糖尿病足患者血糖及糖化血红蛋白控制需个体化，结合患者的预期寿命、年龄、经济状况、受教育程度、合并症、糖尿病病程、低血糖风险、低血糖不良结局、患者治疗目的及依从性。糖化血红蛋白能控制在6.5%及以下最佳，但部分患者可放宽至7.0%，部分特殊患者控制在7.5%以下即可。

对于糖尿病足患者，在警惕高血糖的同时，应更加防止低血糖的发生，部分患者因为比较紧张创面的愈合，过于严格的控制血糖，导致低血糖频繁发生也是不利于病情康复的。

所以，建议所有的糖尿病足患者，定期监测血糖，定期复诊，在医生的帮助下，更加平稳地控制血糖。

45．糖尿病足治疗有特效偏方吗？

糖尿病足是一种慢性创面，治疗周期长，花费大，治疗效果并非全部都理想，这个是疾病本身的特点，部分患者可能需要截肢治疗。这些造成部分患者在疾病治疗过程中出现焦虑、失望、无法接受截肢等情绪，容易中断正规治疗转而寻找"偏方""秘方"等，希望能逆转病情。

这些心情都可以理解，但是糖尿病足的发生与周围神经及血管的病变有关，这些病变是非常难以逆转和控制的。一旦诊断为糖尿病足，还是建议到正规的专业医院进行治疗，不要盲目寻求"偏方""秘方"以及"快速治愈"。

46．糖尿病患者如何预防足病的发生？

（1）糖尿病患者应定期接受医生（内分泌医生、骨科医生、足病专科医生）或经过足部护理培训的高级专业人员进行足部检查，具体检查频率根据病情及病程确定（见本部分问答42）。

（2）选择合适的鞋子：平底鞋—防止足部扭伤；软面透气—保持足部

干燥；厚底缓震—防止足底压力疲劳；系带搭扣—防止脱落（图 3-6）。

（3）患者及家属需接受预防性足部护理教育。

（4）严格控制血糖（糖化血红蛋白＜7% 并且将低血糖风险降至最低），因此足病患者需严格配合医生进行降糖治疗方案的选择。

（5）糖尿病患者包括高危患者都没有必要进行预防性的血管介入手术或重建手术。

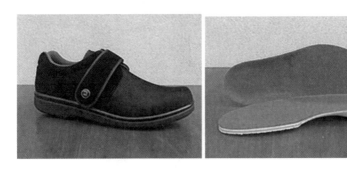

图 3-6 适合糖尿病足患者的鞋子和鞋垫

47. 糖尿病足病发病有没有季节性?

糖尿病足病在冬季发病会增高，原因如下：

（1）冬季比较干燥，而很多糖尿病自主神经病变的患者本身就存在下肢皮肤干燥，两者相加，出现皲裂、皮肤瘙痒抓挠所致创面的概率增加。

（2）冬季需要使用取暖设备，糖尿病患者下肢及足部温度感觉迟钝，容易引发烫伤。

（3）冬季穿着衣物较多，造成部分患者尤其是老年患者活动困难，在修剪趾甲时容易引发创伤。

糖尿病足冬季比较常见，但夏季也不少见，糖尿病患者在穿着塑料的拖鞋或凉鞋去散步时，要是踩着石子儿或树枝之类，很容易受伤。加之夏季脚部易受诸多真菌感染，如足癣（脚气）等，感染机会增加，如此一来，很多糖友们在夏季发生了糖尿病足。

48. 糖尿病患者冬季如何预防糖尿病足?

（1）冬季注意下肢的保暖，足部应穿着厚实软底鞋，避免足部的

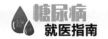
冻伤。注意不要用过热的水泡脚，对于糖尿病患者，洗脚的水温应该在35～40℃，避免过热，如果患者本人对水温不敏感，可请家人协助调解水温，独居患者可使用温度计控制水温。

（2）不要离取暖或者烤火设备过近。

（3）注意皮肤的保温工作，尤其是下肢和足部。

（4）行动不便的患者请家人协助修剪趾甲。

49. 糖尿病患者感觉足部疼痛如何处理？

糖尿病患者足部疼痛原因来自两方面：①糖尿病痛性神经病变；②创面破溃感染疼痛。不管哪种原因引起的疼痛，建议患者无须忍耐，可使用专业的镇痛药物治疗，具体使用哪种药物请听取专业医生建议。止痛药物一般都并非OTC药物，建议患者不要自行服用。

很多患者可能认为使用了止痛药物会对创面的恢复产生不良影响，会延迟创面的恢复，其实这些都是误解，止痛药物的使用不会对糖尿病足患者病程有任何不良影响。相反，疼痛本身对人体是一种不良的刺激，会刺激身体释放许多不利于病情恢复的因子，因此建议患者丢掉一些错误的认识，尽早止痛，不仅会提高生活质量，对足部病情的恢复也是很有帮助的。

50. 什么样的糖尿病足部创面适合局部换药治疗？什么样的糖尿病足部创面需要手术治疗？

一般而言，较表浅的糖尿病足创面，仅限于皮肤和软组织，创面面积较小，感染较局限，没有波及骨及骨髓腔，即糖尿病足Wagner分级3级以下的创面，适合在局部换药治疗。反之，较深的糖尿病足创面，创面面积较大，感染较严重，或已波及骨或骨髓腔，即Wagner分级3级及以上的创面，需要手术清创引流治疗。

51. 糖尿病足患者除了局部换药治疗外，还有哪些治疗手段？

糖尿病足的治疗必须进行综合治疗，除了局部换药治疗外，控制血糖、扩管改善微循环治疗、营养神经治疗、负压引流、银离子纱布换药、富血小板血浆治疗、高压氧治疗、生物蛆清创疗法、干细胞治疗、下肢血管介入治疗等。

52. 糖尿病足手术清创的目的和意义是什么?

糖尿病足中的手术清创是创面愈合的基础,彻底清创是防止创面感染的重要措施。通过合理、有效的清创,可以起到以下几方面作用。

(1)彻底地清除坏死组织以减少新生组织生长的障碍,为其快速生长留出空间。

(2)可以减轻在部分严重感染的情况下,组织间炎症水肿的高张力状态。

(3)通过彻底的清创,可以彻底开放脓腔,有利于脓液及坏死组织充分引流。

(4)减轻细菌负荷,对于有效控制感染至关重要。

(5)减少坏死组织分解及降解过程中毒素吸收,对改善患者功能状态至关重要。

53. 什么样的足部创面需要做下肢血管介入治疗?

如果有明确的间歇性跛行,跛行距离不足 200 m,或者出现静息痛,或者出现经久不愈足溃疡或干性坏疽,经下肢 CT 血管造影或动静脉彩超检查,明确发现支配患足区域血管斑块形成伴严重狭窄,经内科治疗效果不明显,可以进行下肢血管介入治疗。

54. 什么样的糖尿病足创面适合负压引流治疗?

负压引流术是治疗慢性溃疡创面的新方法,被誉为治疗创面的革命性技术。利用智能化控制的负压吸引装置,通过连接管和填充敷料使伤口周围形成密闭环境,间歇或持续在伤口处产生负压,达到增加组织血流、减轻水肿、洁净创面、促进溃疡愈合的目的,显著缩短治疗周期。对糖尿病足溃疡、压疮等慢性感染性难愈合创面有非常独特的疗效。不过不是所有患者和创面都适合负压引流治疗。只有血糖、电解质、血流动力学等内科情况控制良好,病情稳定患者,方可进行负压引流治疗。清创术后一般不宜直接进行负压引流治疗,一般过 1 ~ 3 天后,创面稳定,无活动性出血或渗血时方可进行。

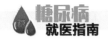
55. 什么样的糖尿病足可进行干细胞治疗？

干细胞是一类具有自我更新和多向分化潜能的细胞，在一定条件下可以定向分化为组成机体的全部或多种功能细胞，形成组织或器官。降低血糖、建立血液循环和修复受损的皮肤创面是治疗糖尿病足的常规手段。干细胞因为具有修复受损的胰岛、促进血管新生、改善血液循环和促进皮肤创面修复重建作用，成为继药物和手术后一种全新的治疗糖尿病足的新手段。一般来讲，通过下肢动脉旁路移植或下肢动脉介入治疗可以达到增加行走距离，缓解疼痛，或者促进溃疡愈合等目的，无须干细胞治疗。然而，对于部分糖尿病下肢慢性缺血患者，由于下肢远端动脉流出道闭塞，动脉旁路移植和介入治疗无法完成，或者效果不佳，就面临着截肢的危险。而自体干细胞移植作为血管再生的新技术，提供了一种新的救肢方法。有研究表明，自体内皮祖细胞移植，无论采用缺血局部的肌内注射移植，还是采用动脉腔内注射移植，都可以明显增加缺血局部的血流，效果基本一致。干细胞移植包括胚胎干细胞和成体干细胞。目前，临床上主要使用自体成体干细胞，有三个优点：一是不存在异体干细胞免疫排斥反应；二是没有胚胎干细胞的伦理问题；三是取材方便。自体干细胞治疗糖尿病足展现出一定的前景，但现阶段仍存在诸多问题待解决。

56. 糖尿病患者足部出现"水疱"怎么办？

小水疱一般不需抽液，给予无菌纱布包扎，微循环改善后可自行吸收。水疱干枯后形成的痂皮，利用其保护作用可预防感染，任其自然脱落，切勿剥脱。保持水疱部清洁，对紧张性水疱避免切开，在无菌操作下抽取渗液，预防继发感染。抽出水疱之后湿敷于氏糖疽康之类良药，消除疮面炎症，促进疮面愈合，避免坏疽发生。水疱未破者，温水泡脚每晚1次，促进血液循环。水疱破溃者应保持创面清洁，及时用三黄液外敷，用支被架支起盖被，经常更换体位，抬高患肢，避免破溃处受压。注意观察其他部位有无水疱形成，以便及时处理。若水疱周围出现红肿热痛，应给予抗生素治疗，控制感染的发生。

57. 糖尿病足病患者需要戒烟戒酒吗？

必须要戒。糖尿病患者较正常人更容易出现下肢动脉闭塞症和糖尿病足溃疡，原因就是持续的高血糖导致下肢血管病变和神经病变，吸烟者更容易有血管病变。持续吸烟的糖尿病患者，即使做了下肢动脉介入治疗，如支架手术和球囊扩张手术，开通了血管，但如果不控制好血糖、不戒烟，开通的动脉很快会再次堵塞。如果不从源头上控制血糖、保护血管，根本没法防治并发症。

另外，患上糖尿病足需要马上戒烟。长时间的吸烟会使人体的血管阻塞，导致血液流通不畅通。而在糖尿病足患者治疗的同时，血液通畅是很重要的，血液通畅不但能使蛋白胆固醇指数降低，减轻足、腿部的溃烂，从而达到对糖尿病足症状的辅助治疗。糖尿病足患者吸烟还会引起一些严重的并发症，如心血管疾病、神经疾病等。因此，糖尿病足患者最好不要吸烟，以免雪上加霜。

饮酒可给糖尿病患者带来四大危害：①饮酒干扰体内糖、脂、蛋白质代谢；②饮酒促进糖尿病急、慢性并发症的发展；③饮酒阻滞降糖药分解与排泄，易引起低血糖；④饮酒损害胰腺。所以，糖尿病患者最好不饮酒。

58. 糖尿病足病患者如何选择合适的鞋袜？

糖尿病患者买鞋子的时候一定要慎重，必须把舒适度放在第一位，应当选择透气性好、脚跟稳固、尺码合适、鞋尖宽大、不挤脚的鞋子，如穿棉质、真皮等透气性好的鞋，切不可去穿过紧、不透气、鞋头尖的鞋。建议糖尿病患者尽量在下午去买鞋子，因为我们的脚在下午都会出现肿胀，比如上午鞋子穿着合适，但到了下午就有可能不合适；糖尿病患者在试鞋子的时候动作一定要缓慢，最好是穿上袜子两只脚同时试穿；如果是新鞋子，最好是穿了20～30分钟就应该把鞋子脱下来，看是不是有压红的区域或摩擦的痕迹。新鞋子第一天穿最好是只穿1～2小时，然后慢慢地增加穿戴的时间，这样能避免出现脚受伤诱发糖尿病足。选袜子选择使用天然材料，如棉线、羊毛等制成的袜子；要吸水性、透气性好、松软暖和；袜子的上口不宜太紧，否则会影响脚的血液循环。

59. 糖尿病足病患者还会合并哪些疾病？

临床上，通常可见到糖尿病足病患者往往同时合并有许多并发症，如肾

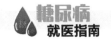
衰竭、贫血、低白蛋白血症、冠心病、心力衰竭等，需要综合治疗。

60. 糖尿病足病患者如何修剪趾甲？

糖尿病足患者应该怎么剪趾甲？很多人以为是一件简单的事情，却忽略了糖尿病足本身的特殊性和严重性。和正常人比，糖尿病足患者的趾甲都会产生部分病理性改变。糖尿病患者足部末梢神经相对正常人来说反应比较迟钝，缺乏神经保护性反射，所以受伤后很难察觉，极易产生感染乃至溃烂而引起糖尿病足。所以，糖尿病患者要留神足部卫生的清洁，实时修剪足趾甲能够减少甲下细菌的繁殖，以及避免因为趾甲过长而招致的意外损害。

正确的修剪趾甲的方法是将脚趾甲剪平，然后用趾甲刀上的锉将趾甲两边锉顿，以防止脚部趾甲两边将脚部划伤。千万不要特别修剪趾甲两侧：许多人喜欢把趾甲修得很圆，如果趾甲长度不足，往往会修到趾甲的两侧。这时候趾甲和侧面的甲皱（也就是趾甲旁边的侧肉）会产生空隙，趾甲的母细胞侦测到这种讯息，下次趾甲会往侧边在生长多一点，而形成趾甲嵌入，造成严重的疼痛反应。此时病患往往在更特别修剪此一区域，形成恶性循环。事实上，应该要赶快擦消炎消肿的药膏，避免修剪此一区域。想避免嵌甲症，拔趾甲不是一劳永逸的方法，先从剪对趾甲开始。

趾甲勿留过长：留太长的趾甲，趾甲往往容易不知不觉地勾绊到东西，而造成趾甲和甲床之间产生受伤的点，趾甲会和甲床产生分离。由于勾绊到有时候并不会有明显的疼痛反应，造成患者受伤而不自知，不过趾甲有修护能力，只要不再受伤，分离的情形会慢慢解决。但是如果反复勾绊而不自知，反复受伤，要复原就很难了。所以还是建议趾甲不要留得过长为宜。手指甲每周长 0.1 cm，脚趾甲生长的速度更慢，1/3 而已，因此正确修剪趾甲以外，还要耐心，成效才会明显。

61. 糖尿病患者如何处理足部死皮、皲裂、硬茧、鸡眼、胼胝？

为了预防糖尿病足的发生，糖尿病患者必须谨慎处理足部死皮、皲裂、硬茧、鸡眼、胼胝、嵌甲、足癣。处理不恰当，极有可能诱发糖尿病足的发生。

对于足部死皮，要定期做足部护理，建议每天应用中药泡脚，改善局部的血液循环，定期去除死皮，但不要将皮肤弄破。

对于皲裂的皮肤，要注意足部清洁，要注意预防感染，适当足部运动，刺激血液循环。

足部老茧，又称胼胝，是皮肤硬化、变厚以保护患者免受摩擦和压力的一种现象。最常产生部位是在足（尤其足跟或前足底）、手掌和手指、膝部。老茧不美观，很少疼痛，大小、形状不同，常比鸡眼大。糖尿病患者常因周围神经病变，导致足底压力异常，最终形成老茧。老茧的治疗包括：穿合适鞋、保护性鞋垫或其他自我保护措施，以避免反复异常运动导致摩擦。如果鸡眼或老茧持续存在且疼痛，需要找专科医生修剪掉多余皮肤：医生用手术刀削薄增厚的皮肤或清除大鸡眼。糖尿病患者，尤其是糖尿病足病患者千万不要自行处理！因为可能会引起严重感染。也会使用一些脱痂药物，如含40%水杨酸的药膏贴，定期更换。通常先用浮石、指甲锉或金刚砂板把老茧打光滑，再贴药膏。大面积老茧则需要处方药——含水杨酸的药膏。建议使用抗生素软膏以降低感染风险。

鸡眼是由于局部皮肤长期受到挤压摩擦而造成增生的角质层，形如圆锥体嵌入皮内，尖顶突入真皮中压迫神经末梢，局部一旦受压或受挤就会引起明显的疼痛。对于糖尿病患者来说，足部长了鸡眼，发生疼痛千万不要自行处理，否则很有可能导致严重后果。对于糖尿病患者来说，皮肤病变和神经病变是最常见的并发症，再加上由于高血糖的现象存在导致出现皮肤破损不易愈合，因此，小的皮肤损伤极易导致伤口破溃感染。糖尿病足是糖尿病患者严重的并发症，往往由于足部感觉异常，出现了伤口没有及时处理，再加上伤口不易愈合，而导致足部溃烂，甚至坏死截肢。鸡眼作为皮肤角质化增生，如果胡乱自行挑破，很容易导致局部感染，引发糖尿病足。因此，足部有鸡眼的糖尿病患者千万不可乱挑。

62. 什么是嵌甲？糖尿病患者的嵌甲应该如何进行治疗？如何进行预防？

嵌甲时，趾甲弯曲、长到趾甲边缘（趾甲两侧）的皮肤内；嵌入的趾甲会刺激皮肤，造成疼痛、发红、肿胀和发烫；还会导致细菌由破口处进入引起感染，常见渗出和难闻的气味（有时趾甲无疼痛，也会有红、肿、热等感染征象）。

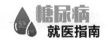

嵌甲产生的原因包括遗传、外伤踢碰到趾头，东西砸到趾头或踢球、奔跑等运动时趾头反复受压，趾甲修得太短使得甲周的皮肤叠在趾甲中，太紧或太小的鞋能产生嵌甲、趾甲本身的问题，如真菌感染或外伤致松动。

初期可以在家治疗，但如果是糖尿病等高风险人群（足神经损害或血循环差）等，强烈不建议在家治疗。

家庭治疗：如果没有感染或高风险疾病，则可以在家用室温水（加些硫酸镁盐）浸泡足，轻轻按摩趾甲皱褶的边缘可以减少炎症。避免"浴室手术"，因为重复修剪会引起病情加重。如果症状不缓解，立即要去看足踝科医生。在家治疗应该注意：不要在趾甲上剪出缺口、不要反复清理趾甲边缘、不要放棉花在趾甲下，不仅不会止痛还会让细菌生长、外用药物无效；部分能止痛，但不能从根本上解决问题。糖尿病等高危人群千万不能自行处理，建议去专科就诊。

医生治疗：①如果有感染，需要用口服抗生素；②止痛；③拔甲：局部麻醉，切除部分趾甲边缘。内生复发的趾甲，需要连甲床一起清除；④术后，用绷带，很少有疼痛且第 2 天就能活动。

预防内生趾甲：①合理修剪：甲缘修成直线，不能修太过头；②合适鞋和袜：不穿太紧或太小的鞋，趾头会受压；但也不能穿太松的鞋，因为行走或奔跑时会引起趾头冲击性压力。

63. 糖尿病患者足癣如何处理?

足癣是足皮肤的浅部真菌感染，病原菌为红色毛癣菌、石膏样毛癣菌、絮状表皮癣菌、玫瑰色毛癣菌等。足癣的发生率高于手癣，在我国南方潮湿温暖地区尤其高发，故俗称"香港脚"。在经常穿胶鞋的工种中，患病率可达 60%～80%，手癣常由足癣传染而来。

糖尿病患者手足癣，特别是足癣发病率很高，因足癣引起的皮肤脱屑和小裂隙，又成为细菌的入口，可继发丹毒、淋巴管炎及化脓性感染。因此，积极治疗手足癣对于糖尿病患者尤为重要。手足癣可根据皮损的特点选药。

水疱型：5% 水杨酸酒精、克霉唑药水外涂，早、晚各 1 次。

糜烂浸渍型：无渗液者用足粉（水杨酸 5 g，单纯扑粉加到 100 g）。渗液多或继发感染者,用 1∶5000 高锰酸钾溶液浸泡、0.1% 雷夫诺尔液湿敷,待干燥后再用 1% 克霉唑霜外涂。

鳞屑角化型：新脚气灵软膏、5% 水杨酸软膏、达克宁等涂擦，每日2次。

自我调护：保持足部的清洁干燥，足汗多者不宜穿胶鞋、塑料鞋，经常洗晒鞋垫、袜子；不与别人共用洗脚盆、毛巾、拖鞋；有足癣者，不要用手搔脚，洗脚后应立即洗手，以免传染到手上；手部有破伤要及时治疗，冬季手部皮肤干燥，可擦润肤油，防止有裂口，给真菌入侵造成机会；坚持治疗涂药，不要见效就停，这样容易复发，应坚持用药至症状消失后2～4周。

64. 糖尿病患者足部畸形需要矫正吗？如何进行治疗？

糖尿病足患者常见的足部畸形为拇趾外翻、扁平足、高弓足等。

拇趾外翻或拇囊炎是一种常见的足部畸形，常被很多人误解，遭受许多不必要的痛苦。糖尿病患者更有由此引起足部压力异常、溃疡形成的危险。因此，重视拇趾外翻是糖尿病足溃疡预防中很重要的环节。

非手术治疗包括：观察：为了减少关节损伤，有必要在医生帮助下，定期评估和拍摄 X 线片。保守治疗：缓解拇趾外翻痛苦，但不改变足畸形本身。包括：①选择能容纳拇趾地宽大鞋子。尖头高跟鞋会加重病情，不穿；②定制鞋垫：定制的鞋垫和垫片放在拇趾外翻的突出处能减少痛苦；③调整活动：避免长时间站立这样的会引起疼痛的活动；④药物：非甾体抗炎药，如布洛芬，可减少疼痛和炎症；⑤冰块：一天几次冰包有助于减少炎症和疼痛；⑥注射治疗：使用少，糖皮质激素注射可治疗炎性囊（关节周围充满囊液）；⑦足矫形装置。在医生指导下，定制矫形装置，如鞋垫、鞋等。

如果非手术治疗不能缓解肿胀疼痛，且当拇趾外翻疼痛影响了日常活动时，就要考虑手术可能。拇趾外翻的手术方式有多种：去除骨"肿块"，矫正足骨结构和软组织的畸形。手术目的就是减轻疼痛。外科医生选择手术方式时，要考虑患者的足部 X 线片表现、年龄、活动水平等。恢复期长短也有所不同，取决于患者个人情况和手术方式。

65. 很多公园、小区里都有专门铺设的石子路，糖尿病扁平足患者可以通过走石子路来按摩吗？扁平足主要的治疗方法有哪些？

糖尿病扁平足不宜走石子路。走石子路可以使足底部的穴位得到按摩，

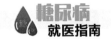
不过石子路不是老少皆宜的。正常人的足弓能缓冲震荡，保护足底重要神经、血管、肌腱等组织。但扁平足的人足弓低或没有足弓，这就使他们足底的弹性变差，失去对足底重要组织的保护作用。如果在石子路上走，就容易造成足部组织损害，加重病情。糖尿病足患者也不宜走石子路，因为糖尿病足患者对于冷、热、压力的感觉都不明显，走石子路时如果脚被硌伤会造成皮肤破损，而即使轻微的外伤也可能导致病足感染、坏死。

扁平足主要有两大治疗方法：一种是非手术治疗；另一种是手术治疗。其中，非手术治疗的主要目的是缓解症状，并不能根治扁平足。目前有以下几种方法：

（1）肌肉力量训练：出现扁平足的一个重要原因就是足底肌肉的支撑力量不足，如果经常训练足底的一些肌肉，有利于恢复足底的支撑结构，缓解扁平足带来的症状。

（2）当足弓承受的压力太大时，也可能导致扁平足，如肥胖者或者重体力劳动者，都可能因为过度负重而出现扁平足。这时如果能够减轻体重或者减少负重，也能缓解扁平足的症状。

（3）使用一些止疼药可缓解扁平足带来的疼痛、肿胀等症状。

除了以上方法外，也有一些患者尝试用一双旧袜子垫在足底的内侧，来使足弓的高度增加，缓解症状。当然，比较专业的做法就是使用专门的矫形鞋垫，将足底的内侧抬高，治疗扁平足。

扁平足患者的脚常处于外翻状态，使用矫形鞋垫可以纠正脚的外翻，变成正常的中立姿势或者轻度内翻，进而明显缓解扁平足带来的症状。此外，使用矫形鞋垫还可以阻止扁平足继续进展。当然，垫鞋垫的过程中确实存在一些不适感。

如果前面说的这些方法无效或者畸形非常严重时，才会考虑手术治疗。无论是先天性的还是后天性的扁平足，原则都是如此，并不是先天性的扁平足就一定要手术。

66. 糖尿病患者如何做好腿、足保健?

据统计，糖尿病患者下肢截肢的危险性为非糖尿病患者的15倍。所以，糖尿病患者平时要注意保养足部，出现皮损、溃疡、鸡眼不要私自用药包扎，最好让专业医师处理。糖尿病患者平时保养足部，才能预防糖尿病足的发生。

（1）每日用温水洗脚：洗脚水的温度以 35 ~ 40 ℃为宜，可放入少量醋浸泡，时间不超过 20 分钟。洗完脚后要小心擦干，并抹上含有凡士林、硅油等保湿成分的润肤露。

（2）脚冷也不使用热水袋或暖水瓶：由于糖尿病患者特别是病史比较长的患者，下肢感知温度的能力有所下降，无法正确感知热水袋的温度，甚至发生烫伤、烧伤等事故。所以，糖尿病患者脚冷可以穿袜子、盖毯子，尽量不用热水袋暖脚。

（3）每天做些促进足部血液循环的小动作：足底有许多保健穴位，适当按摩和刺激可以促进足部的血液循环。糖尿病患者可以每天晚上临睡前用手敲击脚底，搓揉脚趾或者平卧床上做骑自行车的动作。不跷二郎腿、不久坐久站，冬季注意下肢保暖，夏季不要穿短裤凉鞋，避免受伤及被昆虫叮咬。

（4）每日给双脚做个小"体检"：每天洗完脚后，可以顺便给双脚做个小"体检"，看看有无红肿、皲裂、水疱、鸡眼、变形等，发现异常及时请专业医生处理。

（肖方喜　金　肆　李凝旭）

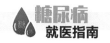

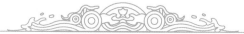

第四部分
糖尿病的辅助检查

1. 糖尿病的诊断需要做哪些辅助检查？

依据最新的中国 2 型糖尿病防治指南，糖尿病的诊断应满足如下条件：①对于有典型糖尿病"三多一少"症状者，空腹血糖 ≥ 7.0 mmol/L 和（或）葡萄糖负荷后 2 小时血糖 ≥ 11.1 mmol/L 和（或）随机血糖 ≥ 11.1 mmol/L 则可诊断为糖尿病；②对于完全没有糖尿病症状者，则需要有两次血糖值达到上述标准，方能做出诊断。

临床上糖尿病的诊断应该注意以下几个问题：①一次血糖值达到糖尿病诊断标准，但无明显"三多一少"症状时，应该进行复查；②在一些应激状态，如感染、创伤时或使用激素等影响血糖的药物时，不能以血糖超标诊断糖尿病，必须在应激消除后再进行检查；③尿糖阳性是诊断糖尿病的重要线索，但不能作为糖尿病的诊断依据，尿糖阴性也不能完全排除糖尿病的可能；④儿童糖尿病诊断标准与成人相同，儿童行 OGTT 试验按每千克体重1.75 g 葡萄糖服用，总量不超过 75 g。

2. 妊娠期糖尿病的诊断需要做什么检查？

妊娠期间的糖尿病有两种情况：一种为妊娠前已确诊患糖尿病，称"糖尿病合并妊娠"；另一种为妊娠前糖代谢正常或有潜在糖耐量减退，妊娠期才出现或确诊的糖尿病，称为"妊娠期糖尿病"。糖尿病合并妊娠的诊断标准与前述 2 型糖尿病相同。妊娠期糖尿病的诊断目前多采用 OGTT 试验，于妊娠 24 ~ 28 周进行，其正常上限为：空腹 5.1 mmol/L，1 小时 10.0 mmol/L，2 小时 8.5 mmol/L。任何一项血糖值达到或超过上述标准即诊断为妊娠期糖尿病。

3. 什么是 OGTT？哪些因素会影响 OGTT？

正常人空腹血糖在 3.9 ~ 6.1 mmol/L，餐后 2 小时血糖在 3.9 ~ 7.8 mmol/L，也就是说，空腹血糖高于 6.1 mmol/L 或者餐后 2 小时血糖高于 7.8 mmol/L 就算是不正常了。但是诊断糖尿病的血糖指标比这些正常值要高，所以对那些血糖升高，但还没有达到糖尿病诊断标准的人，往往需要进一步检查，以明确他们的糖代谢情况。其中最主要的检查方法就是"口服葡萄糖耐量试验"，英文简称为 OGTT。这是一种增加糖负荷后检查血糖以提高糖尿病检测出率的方法。口服葡萄糖耐量试验应空腹进行，在服糖前，先抽取空腹血糖，然后在 5 分钟内服用溶于 300 ml 水中的葡萄糖粉 75 g，再抽血查服糖后 30 分钟、1 小时、2 小时和 3 小时血糖，以诊断或排除糖尿病。儿童可按照每千克体重 1.75 g 的计算方法服用葡萄糖，如果服糖有困难，也可做静脉糖耐量实验。

影响口服葡萄糖耐量试验的因素如下：①试验前未按要求进食，前 3 天每日糖类摄入量不应少于 150 g，实验前禁用咖啡、茶、酒烟等刺激物；②体力活动、剧烈活动可加速葡萄糖的利用；③精神因素：情绪激动，可使交感神经兴奋血糖升高，故试验期应避免精神刺激；④应激状态：如感染、发热、手术、炎症等均可使血糖暂时升高，糖耐量减低；⑤药物影响：如糖皮质激素、噻嗪类利尿药、苯妥英钠、口服避孕药等，如正在使用上述药物，需停药 3 ~ 7 天。

4. 什么是糖化血红蛋白？糖化血红蛋白的重要临床意义是什么？

糖化血红蛋白是葡萄糖与红细胞内的血红蛋白之间形成的非酶催化的稳定糖化产物，糖化血红蛋白占总血红蛋白的比例与血糖的浓度呈正比。由于红细胞的寿命为 120 天，因此，糖化血红蛋白的浓度可以反映 120 天内的血糖平均水平。

由于糖化血红蛋白是反映取血前 2 ~ 3 个月体内血糖的平均水平，所以

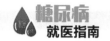

对糖尿病的诊断和监测具有重要意义：①对空腹血糖和（或）餐后血糖不稳定的患者，可以通过检查糖化血红蛋白，以确定糖尿病的诊断，但糖化血红蛋白并不能取代空腹血糖测定和糖耐量实验。②糖化血红蛋白的高低可作为监测糖尿病患者血糖长期控制情况的指标，尤其是对血糖波动较大的糖尿病患者是一个重要的监测指标，若糖化血红蛋白＜6.5％，一般表示血糖控制比较理想；若＞7.5％，则说明此患者在近一段时间内血糖控制不佳。一般情况下，糖尿病患者应每2～3个月测定一次糖化血红蛋白。③对糖尿病慢性并发症的评估。大量临床研究结果显示，对于糖尿病患者，糖化血红蛋白水平每增加1％，冠心病、卒中的发生风险增加10％～20％，外周动脉疾病的发生风险增加20％～30％。而糖化血红蛋白每降低1％，糖尿病患者的死亡风险降低21％，同时还可以降低糖尿病患者发生微血管并发症（如视网膜病变、肾病）的危险。所以，糖化血红蛋白是预测糖尿病慢性并发症发生发展的重要指标之一。

5. 尿糖阳性就一定是糖尿病吗？尿糖阴性是否都不是糖尿病呢？

尿糖检查属于无创性检查，不会给人带来疼痛，易于接受，所以检查尿糖是发现糖尿病最简单的方法之一。正常人每天排出的尿葡萄糖不到100 mg，一般的定量试验无法检出，所以尿糖应该是阴性的，也就是说正常人尿中应该查不出糖来，尿中排糖一般要超过150 mg/dl时，尿糖才呈阳性。

引起尿糖阳性最主要的原因是糖尿病。但在某些情况下，也会出现尿糖阳性，而又不是糖尿病的情况。主要包括：①孕妇：妊娠期肾糖阈下降，易出现尿糖阳性，中晚期孕妇或哺乳期妇女，尿液中可能有乳糖，也可出现尿糖阳性；②营养性尿糖：有些人在进食大量糖类后，小肠迅速吸收过多的糖分，可出现一过性尿糖阳性；③肾性尿糖：由于某些获得性或先天性原因，使肾脏近曲小管受损，导致肾小管转运葡萄糖的机制异常，肾糖阈减低，产生尿糖阳性；④假阳性尿糖：在尿液中有些物质具有还原性，如尿酸葡萄糖醛酸等或服用的某些药物随尿排泄，如水杨酸、吗啡等，可使尿糖出现假阳性反应。

尿糖在多数情况下能反映血糖水平，但是尿糖毕竟不是血糖，很多糖尿病患者的尿糖也可能是阴性的，如空腹血糖高于7.0 mmol/L就能诊断糖尿病，但血糖处于此水平时，尿糖可能为阴性。另外，有些老年人，特别是有动脉硬化的老年人，其肾糖阈可能升高，即使血糖超过 11.1 mmol/L，尿糖还可能是阴性的。

综上所述，尿糖阳性并不一定就是糖尿病，而尿糖阴性也不能用来排除糖尿病。

6. 胰岛素及 C 肽检测有何意义？如何通过胰岛功能检测判断胰岛素抵抗情况及 β 细胞功能情况？

OGTT 试验可以测定血糖在糖负荷情况下的反应，但往往难以反映胰岛素分泌的全貌。要想全面了解一个人的胰岛功能，需要在 OGTT 试验的同时检查不同时间段的胰岛素及 C 肽水平。血胰岛素及 C 肽可以反映人体内胰岛素的分泌能力，胰岛素测定只能用于未使用胰岛素（或某些促进胰岛素分泌药物）的患者，而 C 肽测定既能用于未使用胰岛素的患者，也可以用于打过胰岛素或者正在打胰岛素的患者。正常人空腹胰岛素及 C 肽依据检测方法的不同，可能各个医院之间正常值有所差异。但餐后胰岛素最高峰应出现在餐后半小时至 1 小时，可达到空腹值的 5 ~ 10 倍，这一现象在不同医院检测应是一致的。如检测的空腹胰岛素为 10，那么胰岛素的餐后峰值应该在 50 ~ 100。如果做 OGTT 试验时仅测空腹及服糖后 2 小时的胰岛素和 C 肽，不测半小时及 1 小时的胰岛素和 C 肽，就无法了解患者是不是有胰岛素分泌高峰，也无从了解胰岛素分泌高峰是否后移，不利于判断患者的胰岛素分泌情况。1 型糖尿病患者的胰岛素及 C 肽水平很低，且难以恢复，说明他们的 β 细胞功能已经衰竭了。2 型糖尿病患者的胰岛素及 C 肽水平则有多种不同情况。有些初发的腹型肥胖的患者，他们的胰岛素及 C 肽水平往往高于标准值的 2 倍，说明有较为严重的胰岛素抵抗；病史较长的患者胰岛素及 C 肽水平往往偏低，表明胰岛功能的逐年衰退；还有的患者在服糖后，胰岛素及 C 肽的高峰出现得较晚，则代表了胰岛素的分泌延迟、糖耐量受损。

7. 临床上常用于监测糖尿病的实验室检查有哪些？

目前临床上常用于监测糖尿病的实验室检查项目如下：

（1）尿糖测定：正常人每日尿中排出的糖不超过 100 mg，常规的尿糖检查为阴性。当每日尿中排出的糖超过 150 mg 则称为尿糖阳性。尿糖在

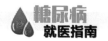
多数情况下能反映血糖水平，但由于肾糖阈高低存在明显的个体差异，当肾糖阈高时，即使是血糖很高，尿糖也可以是阴性。

（2）血糖测定：正常人空腹血糖 < 6.1 mmol/L，餐后血糖 < 7.8 mmol/L，多数糖尿病患者的血糖应以此为控制目标。

（3）血胰岛素和 C 肽：检测空腹及餐后的胰岛素和 C 肽有助于了解患者目前的胰岛素分泌能力，并可以据此给出合适的药物治疗方案。

（4）糖化血红蛋白：其高低是反映患者最近 3 个月的血糖状况，是监测糖尿病治疗效果的重要指标。

8. 空腹血糖受损和糖耐量异常的诊断标准是什么？

空腹血糖受损和糖耐量异常，是介于正常血糖和糖尿病之间的一种状况。空腹血糖受损的诊断标准是空腹血糖 ≥ 6.1 mmol/L，又低于 7.0 mmol/L，同时餐后 2 小时血糖低于 7.8 mmol/L。糖耐量异常的诊断标准是空腹血糖低于 7.0 mmol/L，而服糖后 2 小时血糖 ≥ 7.8 mmol/L 而又低于 11.1 mmol/L。需注意的是，糖耐量异常的诊断是在行 OGTT 试验的条件下得出的，一般的进餐后 2 小时血糖在 7.8 ~ 11.1 mmol/L 不能诊断为糖耐量受损，只能说是餐后血糖升高。空腹血糖受损、餐后血糖增高，以及糖耐量异常，都属于糖尿病前期。

9. 血糖仪测得的手指血糖与静脉血糖检测结果有何不同？

现在很多糖尿病患者有血糖仪，他们最关心的问题之一就是，血糖仪测定的血糖是否和静脉血一致。理论上讲，同时测定两者时，结果应该一致，但实际上并非如此。一般来说，空腹时毛细血管血糖与静脉血糖相差不多，饭后 2 小时内毛细血管血糖应该略高于静脉血糖，这是因为血是从毛细血管流到静脉的，在达到静脉之前，身体利用了一部分葡萄糖，结果就使静脉血糖比手指血糖低了，特别是餐后 2 小时之内更是如此。但是从另一个角度来说，静脉血用的是血浆或者血清，不包括血细胞，而手指血用的是全血，包括血细胞和血浆，而血细胞中糖分比血浆或者血清低，这又使手指血糖低于静脉血糖。所以总的来看，如果两者都测得准确，静脉血糖和手指血糖应该基本一致。

10. 如何根据化验结果判断糖尿病的类型？

糖尿病患者都是十分关心自己糖尿病的类型的，尤其是糖尿病的分型涉及胰岛素依赖还是非依赖这个问题。但是至今为止，临床上对于多数可疑的1型糖尿病患者还是依照血糖情况、药物反应和检查结果等指标进行综合诊断的。那么，与判断糖尿病类型有关的化验包括：

（1）免疫学抗体：1型糖尿病患者血液中可能有胰岛细胞抗体、胰岛素自身抗体和谷氨酸脱羧酶抗体。这些抗体阳性可以诊断为1型糖尿病，但阴性不一定是2型糖尿病。

（2）尿酮体：1型糖尿病患者尿中经常有酮体，容易发生酮症酸中毒，而2型糖尿病患者通常是在某种诱因下（如感染、发热、饥饿、外伤及停药等）尿中才出现酮体，发生酮症酸中毒的机会较少。

（3）血胰岛素和C肽：1型糖尿病患者胰岛素和C肽水平通常都很低，2型糖尿病患者则不尽然。不过，1型糖尿病患者在疾病初期胰岛素和C肽水平也可以不低。反之，多年病史的2型糖尿病患者，胰岛素和C肽水平也可以很低。

（4）血糖：1型糖尿病患者的血糖持续偏高，特别是空腹血糖很高，相比之下，2型糖尿病患者空腹血糖一般不是那么高。当然血糖高低也是相对的，很难画一条线作为1型和2型糖尿病的分水岭。

需要强调的是，上述这些化验并不是绝对的，有时即使做了化验还是难以分型，主要还是得依据临床表现、是否有酮体或酮症酸中毒、是否明显消瘦、年龄、对药物的反应等情况来综合判断糖尿病的类型。

11. 糖尿病患者发生酮症酸中毒应该做哪些辅助检查？

糖尿病酮症酸中毒（DKA）是由于糖尿病患者血循环中胰岛素不足和拮抗胰岛素的激素过多共同作用所导致的一种严重代谢综合征，是内分泌代谢专科最常见的急性并发症。以血糖升高、酮体阳性和酸中毒（血液中酸性物质堆积）为特点。一旦发现糖尿病患者出现疑似酮症酸中毒的症状，应立即就医，急诊化验血糖、血尿酮体、动脉血气分析。那么，酮症酸中毒的实验室辅助检查都有哪些表现呢？

（1）尿糖、尿酮体强阳性：可同时有蛋白尿、管型尿。有严重肾功能

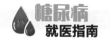
损害者尿糖、尿酮体可为弱阳性。

（2）血糖明显升高：一般为 16.7 ~ 33.3 mmol/L，若 > 33.3 mmol/L 时可伴高渗高血糖状态。

（3）血酮体升高：临床上检测的是酮体中浓度最高，且与病情平行的 β –羟丁酸，一般 > 5 mmol/L。

（4）酸碱失衡：在机体尚能代偿时，血酸碱度（pH）在正常范围内（7.35 ~ 7.45），血实际碳酸氢根和标准碳酸氢根降低，二氧化碳结合力降低，酸重度失代偿后血 pH 下降至 < 7.35。

（5）血电解质：血钠水平可能表现为正常、低于或高于正常（正常值为 135 ~ 145 mmol/L），血钾浓度可正常或增高（正常值为 3.5 ~ 4.5 mmol/L），随着治疗过程中补充血容量，尿钾排出增加，以及纠正酸中毒与应用胰岛素使钾离子从细胞外转入细胞内，可导致严重低血钾。

（6）血常规：白细胞增多，通常 > 10×10^9/L，以中性粒细胞增高较显著。合并感染时可达（15 ~ 30）× 10^9/L。

（7）肾功能：尿素氮、血肌酐常因失水、循环衰竭及肾功能不全而升高，补液后可恢复。

12. 糖尿病患者发生高渗高血糖综合征应该做哪些辅助检查？

高渗高血糖综合征（HHS），顾名思义，特点是高血糖、高血浆渗透压，是除酮症酸中毒外的又一糖尿病急性并发症。其临床表现与酮症酸中毒相似，但与酮症酸中毒有所区别的是，HHS 患者无明显酮症，无酸中毒样深大呼吸，呼气无烂苹果味，而 HHS 患者失水更为严重，神经精神症状更为突出。患者一旦出现疑似症状，应立即就医，检查末梢血糖、电解质、血酮、血气分析或二氧化碳结合力、肌酐或尿素氮、尿糖和尿酮体等以明确诊断。

那么 HHS 患者的实验室辅助检查都有哪些表现呢？

（1）血糖 > 33.3 mmol/L，一般为 33.3 ~ 66.8 mmol/L。

（2）血浆渗透压显著升高，往往 > 3200 sm/L。

（3）血电解质：血钠往往增高，可达 155 mmol/L 或更高。

（4）尿酮体阴性或弱阳性，一般无明显酸中毒（血 pH > 7.3），借此与酮症酸中毒鉴别。

（5）肾功能：血尿素氮和肌酐往往偏高。

13. 糖尿病患者发生乳酸性酸中毒应该做哪些辅助检查?

乳酸性酸中毒是糖尿病的急性并发症之一，发病率低于酮症酸中毒和HHS，但病情凶险，病死率高。若出现疑似症状，再加之有服用双胍类药物史及伴有肝功能不全、慢性缺氧性脑病者，应高度怀疑此病，需立即就医。那么，乳酸性酸中毒患者的实验室辅助检查都有哪些表现呢?

（1）血乳酸：浓度大大增高，多超过5 mmol/L（正常值 < 1.3 mmol/L）。

（2）血气分析：血 pH 常 < 7.35，CO_2 结合力下降，碳酸氢根离子浓度降低，血浆阴离子间隙升高。

（3）血丙酮酸：正常人静息状态下血丙酮酸浓度为 0.07 ~ 0.14 mmol/L。乳酸／丙酮酸处于平衡状态；而发生乳酸性酸中毒时，丙酮酸浓度及乳酸／丙酮酸比值均相应增高。

（4）血糖：患者血糖可正常、偏低或升高。

14. 哪些人需要进行糖尿病周围血管病变的筛查?

周围动脉病变（PAD）是指除心脏冠状动脉和脑血管外的其他动脉发生的狭窄、闭塞性病变，主要累及下肢动脉，通常指的是下肢动脉粥样硬化性病变（LEAD）。而糖尿病下肢动脉病变不仅是发生糖尿病足病的危险因素，还会增加心血管事件的发生风险和病死率。中华医学会糖尿病学分会专家指出，对于 50 岁以上的糖尿病患者，应常规进行 PAD 筛查。伴有 PAD 发病风险因素（如合并心脑血管病变、血脂异常、高血压、吸烟或糖尿病病程 5 年以上）的糖尿病患者更应每年至少筛查 1 次。对于有足溃疡、坏疽的糖尿病患者，不论其年龄，应进行全面的周围动脉病变检查及评估。

此外，患者可根据自身的症状和病史来初步评估自己发生 PAD 的风险。比如当您出现间歇性跛行的症状，即走一段路程后出现下肢局部的疼痛、紧束、麻木或无力，而停止走路或坐下休息即可缓解的情况时，要警惕 PAD 的可能。又如当您发现膝盖以下的体毛脱落、皮下脂肪萎缩、趾甲增厚、体位性皮肤发红（肢体抬高时苍白，肢体下垂时潮红）的情况时，常提示您发生了慢性闭塞性动脉病变。而如果您有下肢远端的皮肤溃疡、剧烈疼痛、淤

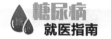
点或淤斑、小腿后侧肌群压痛以及体位性水肿的情况，则提示肢端急性缺血。

15. 糖尿病患者周围血管病变应该做哪些辅助检查？

（1）动脉彩超检查：下肢动脉彩超可显示动脉管壁的情况，如增厚、动脉硬化斑块及钙化程度。彩超为无创性检查，价格低廉，在临床上广泛应用，但其灵敏度和抗干扰度较低，对微弱信号和细小血管的辨别能力欠佳。

（2）皮肤温度检查：红外线皮肤温度检查是一种简单、实用的评估局部血供的方法，最好采用温度差判断肢体血供。

（3）脉搏波传导速度（PWV）：心脏将血液搏动性地射入主动脉，主动脉壁产生冲击波，并沿血管壁向外周血管传导的速度称脉搏波传导速度（PWV）。PWV是评价动脉硬度的经典指标，且测量简便、快速。臂踝PWV的正常参考值 < 14 m/s，> 14 m/s 提示全身动脉僵硬度升高。

（4）踝肱指数（ABI）测定：踝肱指数也称踝臂指数，为踝动脉收缩压与肱动脉收缩压的比值，反映肢体的血运状况（图4-1）。具有价格低、简便、可重复性高等优点，是临床上最简单和常用的筛查方法。ABI正常参考值为0.9 ~ 1.3，ABI > 1.3 通常提示血管钙化、动脉弹性受损；0.71 ~ 0.89为轻度动脉病变；0.41 ~ 0.7为中度动脉病变；ABI ≤ 0.4为重度动脉病变。若临床上高度怀疑PAD而静息ABI不能得出结论，应对患者进行运动后ABI检查。让患者在坡度为10°~12°的踏车上行走，当出现小腿症状后再次测定ABI。此外，有些病程较长的2型糖尿病患者，由于血管中层的钙化，下肢动脉僵硬，可能测得ABI > 1.4，此时ABI的结果不再可靠，而应进行趾肱指数（TBI）检查以明确PAD的诊断。TBI = 脚趾收缩压/上臂收缩压。（图4-2为糖尿病患者下肢动脉粥样硬化性病变的筛查路径。）

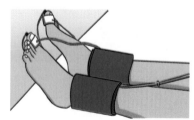

图4-1 踝动脉收缩压、脚趾收缩压的测量

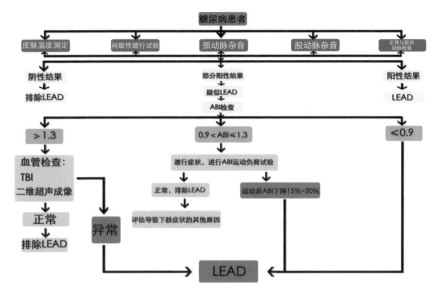

图 4-2 糖尿病患者下肢动脉粥样硬化性病变（LEAD）的筛查流程

注：摘自《中国 2 型糖尿病防治指南》，2017

（5）血管成像：包括 CT 血管成像（CTA）、磁共振血管成像（MRA）以及数字减影血管造影（DSA），可用于进一步明确 PAD 的严重程度及病变部位，并制订相应的治疗方案。但如果患者缺乏 PAD 相关症状，而 ABI 又在正常范围，则不建议进行昂贵的血管成像检查。

16. 哪些人需要进行糖尿病心血管病变的筛查？

若您出现了活动后心悸、胸闷、心绞痛等症状时就提示您需要进行糖尿病心血管病变的筛查了。而最新美国糖尿病学会（ADA）指南指出，没有相关症状时是不需要筛查冠心病的。但是糖尿病确诊时及以后，至少应每年评估心血管病变的风险因素，包括年龄、有无心血管危险因素（吸烟、血脂紊乱、高血压和心血管疾病家族史、肥胖）、肾脏损害（白蛋白尿）等。具体如下：糖尿病患者每次随访时均应测量血压，血压升高者应改日重复测量以证实；对于首次诊断、初次医学评估或对年龄 ≥ 40 岁的糖尿病患者应筛查血脂，后期要定期随访（每 1～2 年），接受调脂药物治疗者，根据评估

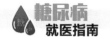
疗效的需要可增加检测次数。

17．糖尿病心脏血管病变应该做哪些辅助检查？

糖尿病是心血管疾病的一个主要危险因素，而心血管疾病是成人糖尿病最常见的死亡原因。研究证实，即使处于血糖升高（即糖尿病前期）但是还没有达到可以诊断糖尿病的阶段，心血管病变已经启动。那么，临床上用于检查心脏血管病变的方法有哪些呢？

（1）静息状态下的心电图（ECG）：ECG改变包括病理性Q波、左室肥厚、QRS延长、ST段压低和病理性T波倒置。其优点是经济、简便，作为心血管病变患者的常规初筛试验，但敏感性、特异性有限。

（2）颈动脉内中膜厚度（IMT）：颈动脉IMT是提示动脉壁早期病变主要指标，可以用B型超声测量，具有操作简单、无创、便宜、精确、重复性好等优点。一般认为≥0.9mm为内中膜增厚。越来越多的证据显示，颈动脉IMT和颈动脉硬化斑块是心脑血管事件危险性的独立预测指标。颈动脉IMT每增加0.1mm，患者发生心肌梗死的危险性增加11%，该指标可用于评估整体心血管危险水平。

（3）心电图运动试验（EET）：又称运动负荷试验，增加心脏负荷以激发心肌缺血。临床采用最多的是运动平板试验，让受检者迎着转动的平板就地踏步，运动中持续监测心电图改变，当出现心肌缺血的心电图表现时为运动试验阳性。

（4）超声心动图：能够清晰显示心脏的内部结构，动态观察心脏的各切面、心内结构解剖的连续性、空间关系及其在心动周期中的实时活动，还可测定心腔内径，显示心脏和大血管结构，分辨心脏和血管的血流状态，判断心腔内压力变化，评价左心室收缩、舒张功能等。由于其无创、安全、易行、价格低廉的优点，已成为糖尿病心血管病变的常规检查之一。

（5）多层螺旋CT：可对冠状动脉病变、心肌缺血、心肌梗死及心功能改变做出较为全面的评估。其中CTA能检出冠状动脉管腔狭窄，可大致评估硬化斑块的类型和稳定性。

（6）负荷核素心肌显像：可准确评价心肌缺血的部位、范围、程度和冠脉的储备功能，还可检出无症状性心肌缺血。提示冠脉病变部位，对早期诊断冠心病具有重要价值。

18. 哪些人需要做糖尿病脑血管病变的筛查？

糖尿病患者如突然有以下表现：①一侧肢体无力或麻木；②一侧面部麻木或口角歪斜；③说话不清或理解语言障碍；④双眼向一侧凝视；⑤一侧或双眼视力丧失或模糊；⑥眩晕伴呕吐；⑦严重头痛、呕吐；⑧意识障碍或抽搐。则提示发生脑卒中的可能，需要立即行脑血管病变的筛查。

19. 糖尿病脑血管病变应该做哪些辅助检查？

根据第三次全国死因回顾性调查报告，脑血管病已跃升为国民死亡原因之首，其中卒中是单病种致残率最高的疾病。而糖尿病作为脑血管病特别是缺血性卒中 / 短暂性脑缺血发作（TIA）的危险因素已经得到公认。那么糖尿病患者发生脑血管病变应该进行哪些辅助检查呢？

（1）CT 扫描：能够迅速区分出血性和缺血性卒中，还可获得有关卒中部位、大小、类型或是否存在其他脑损伤的信息。由于其快速和安全性，已成为大部分脑血管疾病的首选辅助检查手段，然而其缺点是对于小脑和脑干的病变分辨率较差。

（2）磁共振成像（MRI）：能够比 CT 更早地发现卒中引起的脑组织异常改变，且可提供冠状位、矢状位和横位三维图像，图像清晰度高，对人体无放射性损害，但是耗时较长，费用较高，在显示急性出血性疾病及钙化灶方面不如 CT。

（3）多模式 MRI：包括弥散加权成像（DWI）、灌注加权成像（PWI）、液体衰减翻转恢复序列（FLAIR）等。DWI 在症状出现数分钟内就可发现缺血灶并可早期确定大小、部位与时间，对早期发现小梗死灶较标准 MRI 更敏感。PWI 可重建出反映脑血流动力学状态的图像。FLAIR 成像则抑制了脑室及脑裂内的脑脊液信号，能够更清晰地显示侧脑室旁及脑沟裂旁的病灶，使得发现病变的敏感性提高。目前，多模式 MRI 技术已广泛应用于临床和科研，为脑血管病患者的早期准确诊断带来了福音。

（4）MRA：能够无创性获得脑血管图像的方法，可得到大脑血液供应方面的信息，其优点是不需要造影剂，方便省时，无放射损伤。

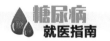
（5）经颅多普勒（TCD）：无创性超声检查方法，检测脑内血管流速和是否存在狭窄或闭塞，缺点为检测结果受操作者及操作过程影响较大。

20. 哪些人需要进行糖尿病周围神经病变的筛查？

最新 ADA 诊疗标准推荐：所有 2 型糖尿病确诊时和 1 型糖尿病确诊5 年后应该筛查周围神经病变（DPN），以后至少每年筛查一次。

21. 糖尿病周围神经病变需要进行哪些辅助检查？

糖尿病病程在 10 年以上的患者，常有明显的临床 DPN。DPN 危害性较大，多数患者会感到肢体麻木，这也是 DPN 最温和的表现。麻木一般从脚趾开始往上蔓延，随着病程的延长，麻木感逐渐增强，部位逐渐扩大。比麻木更加折磨人的是疼痛，尤其是晚上卧床休息时，患者往往会不由自主地将全部注意都集中到疼痛上，结果痛觉像潮水般一波未平一波又起，经常彻夜难眠，严重影响生活质量。然而周围神经病变最大的危害是晚期肢体丧失痛温觉，极易遭受各种损伤而发生烫伤、破溃、感染，最终伤口越来越大而需要截肢以挽救生命。因此，DPN 是一种严重影响生活质量甚至高度致残性的疾病。那么糖尿病周围神经病变应该做哪些辅助检查呢？

（1）感觉测试

1）痛觉：测定足部对针刺疼痛的不同反应，初步评估末梢感觉神经的功能情况。

2）温度觉：通过特定的仪器测定足部对温度变化感觉的敏感性。

3）压力觉：常用 Semmes-Weinstein 单丝（5.07/10 g 单丝）检测。以双足拇趾及第 I、第 V 跖骨头的掌面为检查部位（避开胼胝及溃疡部位），将单丝置于检察部位压弯，患者闭眼回答是否感觉到单丝的刺激。

4）振动觉：常用 128 Hz 音叉进行检查。将振动的音叉末端置于双足拇趾背面的骨隆突处测试，患者闭眼回答能否感觉到音叉的振动。

5）踝反射：分为反射亢进、减弱及正常，反映下肢深感觉的功能情况。

（2）神经电生理检查：肌电图和神经传导速度：两者是神经系统的重要辅助检查，通常联合应用。目前神经传导速度是最广泛用于评估感觉神经功能的电诊断测试方法。然而其只能在四肢远端较粗的传入神经上 8 ~

20 cm 长的节段上进行测试，反映的是大的有髓神经纤维的病理状况，而 DPN 更多地累及传导温度觉、痛觉等的小神经纤维（Aδ 及 C），于是限制了神经传导速度在早期 DPN 诊断中的应用。

（3）感觉神经定量检测：是通过三种频率（2000 Hz，250 Hz，5 Hz）的恒流正弦波电刺激皮肤和黏膜进行测定皮肤和黏膜的电流感觉阈值（CPT），来确定所测试的感觉神经的传导阈值（sNCT）。每种频率电刺激分别测试其中一种主要感觉神经纤维亚型，即粗有髓鞘神经纤维（Aβ 纤维）、细有髓鞘神经纤维（Aδ 纤维）和细无髓鞘神经纤维（C 纤维）的功能，这三种纤维总数占感觉神经纤维的 90% 以上。与传统的神经传导速度测试相比，感觉神经定量检测可以更准确、客观地检测 DPN，并可检测早期感觉神经损伤，对指导开展早期治疗，改善患者预后，减少致残率，具有广泛的临床应用价值。且作为一种无创、无痛的检测，患者依从性强，很适用于临床。但 CPT 也有自身的缺陷，检查费用较高，耗时长。

（4）皮肤活检：皮肤神经活体组织检查对于诊断小纤维神经病具有较高的灵敏度和特异度，但由于其为有创检查，对于高血糖且极易并发感染的糖尿病患者依从性差，在临床上开展受限（图 4-3 为糖尿病性 DPN 的筛查流程）。

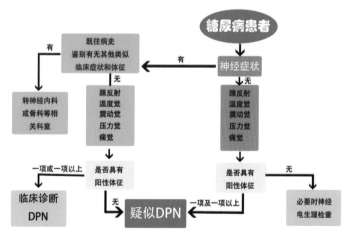

图 4-3　糖尿病周围神经病变（DPN）筛查流程

注：参考《中国 2 型糖尿病防治指南》，2017

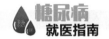
22. 哪些人需要做糖尿病自主神经病变的筛查？

糖尿病自主神经病变是糖尿病最常见的并发症，自主神经遍布全身，导致自主神经病变的表现也多种多样，纷繁复杂。总结来说，自主神经病变主要有以下四个系统方面的表现：①心血管系统：直立性低血压、晕厥、冠状动脉舒缩功能异常、无痛性心肌梗死、心搏骤停或猝死；②消化系统：吞咽困难、呃逆、上腹饱胀感、胃部不适、便秘、腹泻及排便障碍等；③泌尿生殖系统：排尿障碍、尿潴留、尿失禁、尿路感染、性欲减退、勃起功能障碍、月经紊乱等；④其他：如发生体温调节和出汗异常，表现为出汗减少或不出汗，从而导致手足干燥开裂，容易继发感染。因此，如果您察觉自身出现了以上疑似症状时，即应及时到医院进行糖尿病自主神经病变的筛查。

23. 糖尿病自主神经病变应该做哪些辅助检查？

自主神经系统由交感神经和副交感神经两大系统组成，主要支配心肌、平滑肌、内脏活动及腺体分泌，不受意志控制，属于随意运动。支配汗腺的自主交感神经纤维极易因神经病变而损坏，因此可以利用对汗腺神经功能异常的评估，来代替对病变自主神经的评估。而目前这种检测方法在全国只有少数医院有实施的条件，尚未广泛推广。

当下而言，针对上文中提到的糖尿病自主神经病变表现人群，应当相应进行以下辅助检查：①心血管自主神经病变的检查项目：包括心率变异性、Valsalva 试验（深吸气后紧闭声门，再用力做呼气动作）、握拳试验（持续握拳 3 分钟后测血压）、体位性血压变化测定［从卧位转为站立位后 3 分钟内出现收缩压 ≥ 20 mmHg 和（或）舒张压下降 ≥ 10 mmHg］、24 小时动态血压监测、频谱分析等；②消化系统自主神经病变的检查项目：可选用胃电图、食管测压、胃排空的闪烁图扫描（测定固体和液体食物排空的时间）及直肠局部末梢神经病变的电生理检查；③对于泌尿生殖系统自主神经病变：超声检查可判定膀胱容量、残余尿量，神经传导速度检查可确定糖尿病尿道 – 神经功能；④对于皮肤出汗异常：可采用皮肤交感反应检查。

24. 糖尿病患者应该多久进行一次糖尿病足的筛查？

糖尿病足指的是糖尿病患者因下肢远端神经异常和不同程度的血管病变

导致的足部感染、溃疡和（或）深层组织破坏。流行病学资料显示，我国糖尿病患者下肢截肢的危险性是非糖尿病者的 40 倍，约 85% 的截肢是由足溃疡引起。在全世界范围内，每 20 秒就有一个人因为糖尿病而截肢。鉴于糖尿病足给患者带来了沉重的痛苦和经济负担，最新 ADA 糖尿病诊疗标准推荐：所有糖尿病患者每年都需进行全面的足部检查，以确定溃疡和截肢的危险因素。积极预防足病的发生和有效地处理高危因素，尽量把伤害降到最低。

（1）筛查糖尿病足的辅助检查有哪些？

1）糖尿病足神经系统的检查：具体见本部分问题 21。

2）糖尿病足血管病变的检查：①皮肤温度检查：具体见本部分问题 15；②ABI：具体见本部分问题 15；③下肢节段测压：监测下肢不同节段的血压，从血压的绝对值可以了解下肢是否有缺血以及缺血的可能部位（图 4-4）；④血管影像检查：包括动脉彩色多普勒超声检查、CT 血管造影（CTA）、磁共振血管造影（MRA）和数字减影血管造影（DSA）。血管彩色多普勒检查具有无创、简便的特点，可了解动脉斑块状况及有无动脉狭窄或闭塞。CTA 和 MRA 具有成像清晰的特点，可显示血管有无狭窄或闭塞，但准确率低于 DSA。DSA 是血管成像的金标准，但其费用较昂贵，为有创性检查，有放射性辐射。

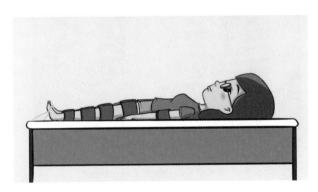

图 4-4 下肢节段测压监测示意

（2）以上均为临床较常使用的辅助检查，而由于新科学技术的不断进步，又有一些新的检查方法涌现出来，以下简单介绍。

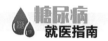

1）经皮氧分压（TcPO$_2$）：可反映微循环的功能状态，较早发现糖尿病足溃疡发生的风险，预测溃疡愈合的可能，选择截肢平面及评价治疗效果等。测量时只需将传感器贴于患肢皮肤表面，即可无创伤、实时、灵敏、连续测量出血氧分压数值和变化曲线，灵敏度高，操作简单，但TcPO$_2$测定的结果受环境温度、患者准备情况、测定部位皮肤厚度、有无水肿等因素的影响（图4-5）。

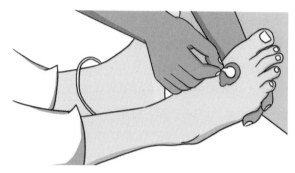

图4-5 经皮氧分压的监测示意

2）激光多普勒：通过检查组织的微血流量的变化，配合温控模块或压力模块即可检测血管内皮功能。可间接了解有无血管病变、缺血和动脉硬化的可能（图4-6，图4-7）。

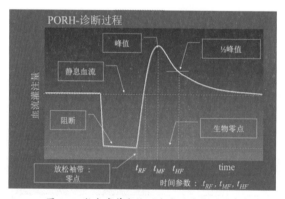

图4-6 激光多普勒检测内皮功能检测的参数

注：PORH：阻断后反应性充血，以放松袖带处为时间零点，t_{RF}表示恢复到静息血流的时间，t_{MF}表示达到峰值的时间，t_{HF}表示又下降到1/2峰值经历的时间

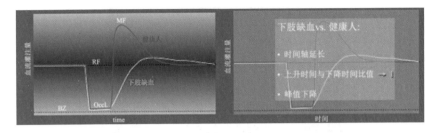

图 4-7　下肢缺血患者和健康人的血流曲线对比

注：BZ 为生物零点，Occl 为阻断时间，RF 为静息血流，MF 为峰值。与健康人相比，下肢缺血患者的血流灌注曲线时间轴延长，上升时间与下降时间比值接近于 1，峰值下降

3）足底应力测试：足底压力测量技术是运用压力测量仪器对人体在静止或者动态过程中足底压力的力学、几何学以及时间参数值进行测定。足底压力增高是足溃疡发生的独立危险因素，相关性达 70% ~ 90%。应用足底压力测量仪测定足底不同部位的压力分布，探讨足部生物力学的改变，可了解糖尿病患者足底压力是否有异常变化，筛查糖尿病足的高危人群，为糖尿病足的早期干预和指导治疗提供证据。具有不正常足底压力分布的糖尿病患者可根据脚部发生溃疡的情况，合理选择各种矫形装置，降低脚的局部足底压力。同时，对于高危糖尿病患者，包括具有明显的神经病变、足部畸形以及既往有截肢手术史的患者，推荐其穿治疗性鞋靴，降低未来足部溃疡的风险（图 4-8，图 4-9）。

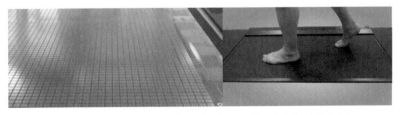

图 4-8　密集排列的压力传感器（左）及动态足底应力测量（右）

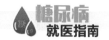

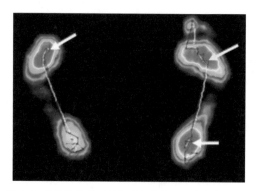

图 4-9 通过软件的不同色彩来代表足底受力大小的程度

注：蓝－绿－黄－红依次表示压力从小到大的变化。受力越大、越集中的部位，越容易发生胼胝和溃疡，即所谓的溃疡高风险部位（图中白色箭头所指即为高风险部位）

25. 糖尿病患者应该多久筛查一次糖尿病肾病？

糖尿病肾病是糖尿病的微血管并发症之一，临床上以持续性白蛋白尿和（或）肾小球滤过率（GFR）进行性下降为主要特征。最新 ADA 标准推荐：病程≥5 年的 1 型糖尿病患者、所有 2 型糖尿病患者及所有伴有高血压的患者，至少每年定量评估尿白蛋白（如随机尿的尿白蛋白/肌酐比值）和估算肾小球滤过率（eGFR）。

26. 筛查糖尿病肾病的辅助检查有哪些？

最新有关中国糖尿病肾病诊断和治疗的专家共识指出，大约 40% 的糖尿病患者将会发展成慢性肾脏病（CKD），在发达国家糖尿病已经成为终末期肾病的主要原因。那么，糖尿病肾病的筛查指标及方法有哪些呢？

（1）微量白蛋白尿/肌酐比值（ACR）：留晨尿或随机尿标本检测白蛋白和肌酐浓度计算 ACR，正常人尿 ACR < 30 mg/g。

（2）24 小时尿微量蛋白定量：准确留取 24 小时尿液，定量检测尿微量蛋白含量。正常人生理状态下 24 小时尿微量蛋白排泄量小于 30 mg，30 ～ 300 mg/24 h 认为是微量蛋白尿，超过 300 mg/24 h 认为是明显微量蛋白尿。

（3）肾小球滤过率（GFR）：研究证实 GFR 与糖尿病肾病的严重程度及肌酐密切相关，提示 GFR 反映糖尿病肾病的病变程度优于白蛋白尿。

现多采用简化 MDRD 公式来估算肾小球滤过率。GFR 不仅应用于慢性肾脏病（CKD）的分期（表 4-1），且广泛地作为判断药物对肾脏毒副反应的指标，因此在临床上利用价值高。

表 4-1　慢性肾脏病分期

CKD 分期	表现	GFR $[ml/(min \cdot 1.73 m^2)]$
1	肾脏损害，GFR 正常或升高	≥ 90
2	肾脏损害，GFR 轻度降低	60 ~ 89
3	GFR 中度降低	30 ~ 59
4	GFR 重度降低	15 ~ 29
5	肾脏衰竭	< 15 或透析
肾脏损害表现为：任何病理、尿液、血液或影像学检查等出现异常		

（4）病理检查：糖尿病主要引起肾小球病变，例如肾小球系膜增生、基底膜增厚和 K-W（Kimmelstiel-Wilson）结节等。此外还可以引起肾小管间质、肾微血管病变。通过肾穿刺病理检查可与其他肾脏疾病进行鉴别，但鉴于穿刺病理检查是一项有创操作，临床上只在必要时候进行。

27. 糖尿病患者应该多久筛查一次糖尿病视网膜病变？

最新 ADA 糖尿病诊疗标准推荐：成人 1 型糖尿病患者在糖尿病发病后的 5 年内及 2 型糖尿病患者确诊后即应接受眼科医师或验光师散瞳后综合性眼科检查。一次或多次眼科检查正常者，可考虑每 2 年检查 1 次。如果存在任何水平的糖尿病视网膜病变，之后应由眼科医师或验光师每年检查 1 次。若视网膜病变加重或威胁视力，则需增加检查频率。计划怀孕或已经怀孕的女性糖尿病患者应该进行综合性眼检查，综合评价糖尿病视网膜病发生和（或）发展风险。妊娠前 3 个月应进行眼科检查，随后整个孕期和产后 1 年密切随访。

28. 糖尿病视网膜病变如何根据眼底检查的结果分期？

糖尿病视网膜病变（DR）是糖尿病高度特异性的微血管并发症，是导致成年人群失明的主要原因。国际临床分级标准依据散瞳后检眼镜检查，将

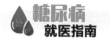

糖尿病视网膜改变分为两大类、六期（表4-2）。

图4-2 糖尿病视网膜病变分期

DR 分期		散瞳后检眼镜检查
NPDR	Ⅰ期	微血管瘤、小出血点
	Ⅱ期	出现硬性渗出
	Ⅲ期	出现棉絮状软性渗出
PDR	Ⅳ期	新生血管形成、玻璃体积血
	Ⅴ期	纤维血管增生、玻璃体机化
	Ⅵ期	牵拉性视网膜脱离、失明

注：以上Ⅰ～Ⅲ期为非增生期视网膜病变（NPDR），Ⅳ～Ⅵ期为增生期视网膜病变（PDR）

29. 筛查糖尿病视网膜病变的辅助检查有哪些?

（1）视力和眼压：糖尿病视网膜病变患者会有视力下降、视物模糊，一般使用国际标准视力表检查，正常的远视力标准为1.0。正常人眼压为10～21 mmHg，当糖尿病患者发生PDR时，新生血管生成，严重时形成血管性青光眼，导致眼压升高。

（2）裂隙灯检查：使用一种显微镜检查眼睛的前部，包括眼睑、结膜、角膜、虹膜、前房、晶状体以及部分视网膜和视神经。

（3）散瞳检查：将药水滴在眼睛上使瞳孔扩大，从而使眼科医生能更彻底检查视网膜和视神经以发现损伤表现（图4-10）。

（4）荧光血管造影（FFA）：将少量黄色染料（荧光素）注入手臂静脉后，荧光素染料在视网膜血管中运行的照片会显示渗液的部位、渗液量、血管闭塞的部位、是否有新生血管形成等，可进一步评估视网膜病变情况或必要时指导激光治疗。

需要指出的是，FFA可提高DR的诊断率，即使检眼镜下未见DR眼底表现，也不能排除患DR的可能性，需要进行FFA等进一步的检查以明确诊断。而对于眼压超过21 mmHg且不能排除闭角型青光眼者不推荐行FFA检查。

（5）光学相干断层扫描（OCT）：当糖尿病患者眼底散瞳检查提示可能黄斑水肿时，可考虑进行OCT检查，其主要用途是判断黄斑水肿和视网膜脱离层次。OCT是一种非侵入性扫描激光，能够获得玻璃体视网膜交界面、视网膜和视网膜间隙的高分辨图像，以客观测量视网膜厚度、监测黄斑水肿等。其优点是非创伤性、非接触性、操作简单、分辨率高，局限性是需要散瞳、需要患者有一定的注视能力等（图4-11）。

（6）超声：如果因玻璃体出血看不到视网膜情况，可采用超声检查。超声可以透过出血来确定是否存在视网膜剥离。如果黄斑附近有剥离，通常需要立即手术。

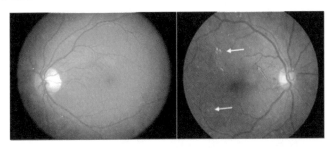

图 4-10 眼底镜检查：左图为正常眼底，右图为 DR 眼底

注：白色箭头所指为硬性渗出；蓝色箭头所指为微血管瘤

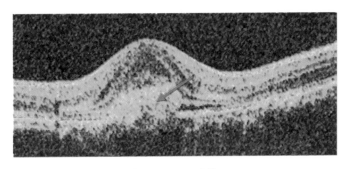

图 4-11 OCT 显像

注：网膜下新生血管出血，中心凹神经上皮下突破视网膜色素上皮（PRE）的团块高反射伴神经上皮水肿，红色箭头所指即为新生血管突破 PRE

（刘 赓 张好好）

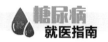

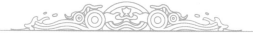

第五部分

糖尿病及并发症治疗

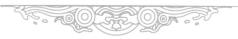

1. 临床常用的口服降糖的药物分哪几类?

糖尿病是一种慢性进展性疾病,有些患者们可以通过控制饮食、运动锻炼、减轻体重等生活方式控制病情,但大部分患者需要服用降糖药物治疗。现在常用的降糖药物种类较多,我们应该学习怎样规范合理的使用降糖药进行治疗。

高血糖的药物一般是根据糖尿病发病原因分类的,根据是否刺激胰岛素分泌,口服降糖药可分为主要以促进胰岛素分泌为主要作用的药物(磺脲类、格列奈类、DPP-4 抑制药)和通过其他机制降低血糖的药物(双胍类、噻唑烷二酮类、α-糖苷酶抑制药、钠葡萄糖共转运子抑制药)(表5-1)。

表 5-1 降糖药物

种类	常见药物	作用及不良反应
胰岛促泌剂	格列齐特、格列美脲、格列吡嗪、格列喹酮、格列本脲、瑞格列奈、那格列奈、消渴丸(含格列本脲)等	直接刺激我们的胰岛 β 细胞分泌胰岛素,常见的不良反应是低血糖,长期使用者可出现体重增加,在这类药物中格列苯脲老年人使用须谨慎,因其易发生较为严重的低血糖,并会持续时间较长
DPP-4 抑制药	西格列汀、沙格列汀、维格列汀、利格列汀、阿格列汀等	通过减少体内 GLP-1 的分解而增加 GLP-1 浓度并进而促进胰岛 β 细胞分泌胰岛素。是老年糖尿病患者的一线用药
双胍类	二甲双胍	通过减少肝脏葡萄糖的输出及改善胰岛素抵抗来降低血糖,是国内外糖尿病治疗指南药物的基础用药,并且使用的过程中安全性较好,不良反应少

噻唑烷二酮类	马来酸罗格列酮、盐酸吡格列酮	通过改善胰岛素抵抗降糖
糖苷酶抑制药	阿卡波糖、伏格列波糖、米格列醇	延缓糖类在肠道内的消化吸收
SGLT-2抑制药	达格列净、恩格列净、卡格列净等	通过调节肾脏重吸收糖作用，增加尿糖排泄来降低血糖浓度的。此种药物主要为促进糖从尿中排出，不需要依赖胰岛素作用

2. 胰岛素促泌剂的作用机制、适应证及禁忌证有哪些?

胰岛素促泌剂，主要是通过刺激胰岛 β 细胞分泌胰岛素，从而增加体内的胰岛素水平而达到降低血糖效果的，是目前许多国家和国际组织制定的糖尿病诊治指南中推荐的控制 2 型糖尿病患者血糖的主要用药。包括磺脲类及非磺脲类胰岛素促泌剂。

磺脲类胰岛素促泌剂：包括半衰期较短的短效促泌剂（如格列吡嗪和格列喹酮）和半衰期较长的中长效促泌剂（如普通剂型的格列美脲、格列本脲和格列齐特，以及改良剂型的格列吡嗪控释片和格列齐特缓释片）。在这类药物中，老年人使用格列本脲须谨慎，因其易发生较为严重的低血糖，并会持续时间较长。

非磺脲类促泌剂：与磺脲类的区别是：药物与胰岛 β 细胞的结合位点有所不同，主要是通过刺激胰岛素的早期分泌相降低餐后血糖，特点是吸收快、起效快、作用时间短，常用的药物有瑞格列奈、那格列奈等，其特点是能避免 24 小时连续刺激胰岛素分泌，低血糖较少，一般不产生夜间低血糖，体重增加不明显。但若是严重肝肾功能不全、合并严重感染、创伤及大手术期间、糖尿病酮症酸中毒、孕妇、对磺脲类药物过敏的患者是禁止使用的。

该类药物的适应证：适用于单纯饮食、运动治疗不满意者，且有一定胰岛功能者均可使用，糖尿病病程较短且能够坚持饮食和运动干预的患者使用磺脲类药物治疗可能具有更好的疗效。

该类药物的禁忌证：1 型糖尿病患者，以及病程较长、病情较重的 2 型糖尿病患者无效，因为这些患者的胰岛功能已经完全衰竭丧失。

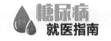

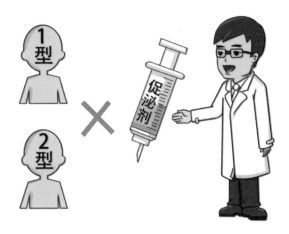

3. 什么是磺脲类药物失效?

磺脲类药物普遍存在药物失效的问题,即开始阶段有效,服药后血糖下降明显,但是服用时间长了以后,药效逐渐减低甚至完全失效,血糖越来越难以控制。这种情况大多与患者自身胰岛功能衰竭有关,也就是自身的胰岛 β 细胞在最大剂量的药物的刺激下,也无法分泌出足够剂量的胰岛素来降低血糖。

(1)原发性失效:即一开始就没有效果,指糖尿病患者在饮食控制、运动治疗并服用说明书推荐的最大剂量的磺脲类降糖药治疗 1 个月以上,效果仍不理想,空腹血糖仍 > 14 mmol/L。如果发现磺脲类降糖药的治疗效果不理想时,应及早加用胰岛素进行联合治疗,这对补充自身胰岛素分泌不足,迅速控制血糖,减轻高血糖对机体产生的不良影响,保护残留的胰岛功能,都具有非常重要的意义。

(2)继发性失效:即先有效,后失效,指开始用磺脲类药物治疗时有明显的降糖效果,但经过一段时间(1 个月或 1 年以上)后疗效逐渐减弱,最终因血糖过高而被迫加用或改用胰岛素治疗。继发性失效的发生率随使用时间的延长而增多。多数所谓的"失效"其实是饮食不当、运动过少、没有按时足量服药等原因所造成的。真正的磺脲类降糖药失效可能与胰岛 β 细胞逐渐被破坏、功能衰竭、产生胰岛素抵抗或者合用升糖药物等原因有关,约有 30% 的 2 型糖尿病患者磺脲类药物原发性失效,每年约有 10% 的 2 型糖尿病患者出现继发失效。有鉴于此，患者在服用磺脲类药物期间，一定要定期复查血糖，及时调整治疗方案。由于磺脲类药物分子上两个侧链的不同，不同磺脲类药物在起效速度、作用方式和作用持续时间上存在差异，导致临床上实际降糖效果的差别。因此，患者在对一种磺脲类药物失效时，可以尝试使用另一种磺脲类药物。

4. 服用磺脲类药物时有哪些注意事项？

目前，在我国上市的磺脲类药物主要为格列本脲、格列美脲、格列齐特、格列齐特缓释片、格列吡嗪、格列吡嗪控制片和格列喹酮，我们在服用上述药物是要注意以下问题。

（1）磺脲类药物分为短效制剂和中、长效制剂，以餐后血糖升高为主的患者，宜选择短效制剂；以空腹血糖升高为主的患者或空腹、餐后血糖均高者，宜选择中、长效制剂。

（2）磺脲类药物如果使用不当可导致低血糖，特别是在老年患者和肝肾功能不全者。

（3）磺脲类药物可能导致体重增加。

（4）有肾功能轻度不全的患者，宜选择格列喹酮。磺脲类药物服用 1～2 小时（平均 1.5 小时）后药效才能达到高峰。因此，这类药物最好在饭前半小时服用，这样才能使药物刺激的胰岛素分泌高峰与餐后血糖高峰达到同步，从而取得最佳降糖效果。

（5）不可把消渴丸当作纯中药制剂，因其组分中含有格列本脲，每 10 粒消渴丸含 2.5 mg 格列本脲。

（6）磺脲类药物应从小剂量开始，根据血糖监测结果逐渐调整剂量，任何一种磺脲类药物的每日用量不应超过其最大用量。

（7）对血糖控制不要急于求成、矫枉过正，因为严重低血糖的危害要远大于高血糖，有时甚至是致命的；在高血糖得到纠正后，胰岛 β 细胞的分泌功能可能会部分地恢复，故应及时调整磺脲类药物的剂量，以尽量避免低血糖反应。

原则上，磺脲类药物之间不可联用，磺脲类胰岛素促泌剂和非磺脲类胰岛素促泌剂也不能联用，但可与其他类型的药物如双胍类、α - 糖苷酶抑制

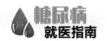
药（如拜唐苹）、胰岛素增敏剂（如吡格列酮）以及胰岛素合用而加强其降糖效果。

5. 磺脲类药物有哪些常见不良反应？

磺脲类药物的常见不良反应主要有以下几个方面。

（1）低血糖反应：是磺脲类降糖药物最常见的不良反应。临床上主要表现为心悸、手抖、出冷汗等症状，严重者可出现精神行为异常、昏迷。患者平时需定期监测血糖，出现轻度低血糖反应者可服用缓解，重度需及时就医，否则可致低血糖昏迷死亡。在以下情况下容易出现低血糖反应：药物用量过大；患者血糖控制后未及时减量；患者饮食运动不规律；饮酒后；年老体弱或消瘦患者；肝肾功能不全者。

（2）消化道反应：少数患者可出现食欲缺乏、上腹部烧灼感、恶心呕吐、腹痛腹泻，一般较轻，患者多能耐受，少数患者还可出现胆汁淤积性黄疸、肝功能异常等。

（3）体重增加：部分患者服用磺脲类药物过程中可出现体重增加，而原本就超重或者肥胖的患者体重继续增加。一方面可导致患者心脑血管疾病风险增加；另一方面机体对胰岛素敏感性越差，对磺脲类药物需要量就越大，最终可能导致磺脲类降糖药物继发性失效。

（4）过敏反应：多表现为皮肤瘙痒、红斑、荨麻疹等，停药后可恢复。

（5）骨髓抑制：个别患者可出现白细胞、血小板减少，贫血。

（6）神经系统反应：头昏、头痛、感觉异常。

6. 双胍类药物的作用机制、适应证及禁忌证有哪些？

双胍类药物是目前国内外各指南一致推荐的2型糖尿病患者首选口服降糖药之一，它的作用机制是：减少肝糖原异生，减少肝糖输出；降低胰岛素抵抗，增加外周组织对葡萄糖的摄取和利用；增加周围组织对葡萄糖的无氧酵解；减缓肠道对葡萄糖的吸收速率。现在还有许多研究发现该药物还具有抗凝、降脂、减轻体重的作用，甚至对某些肿瘤可能有一定的预防作用。

该类药物的适应证：①体重超重，并发胰岛素抵抗，无明显心肾衰竭并发症的2型糖尿病患者，通过饮食、运动和改善生活习惯仍然不能有效控制高血糖患者。二甲双胍除了有可以降低血糖的作用，还可以降低食欲，减少体重及控制血脂；②使用磺脲类药物降糖效果欠佳，继发性失效可改用或加用二甲双胍；③1型糖尿病患者在进行胰岛素治疗时也可以加用二甲双胍提高疗效，减少胰岛素用量；④二甲双胍还可以用于多囊卵巢综合征、肥胖症等以胰岛素抵抗为主要病理生理紊乱的疾病。

该类药物的禁忌证：肝肾功能损害，胃肠道伴有严重疾病者，糖尿病伴有急性并发症时（如糖尿病酮症酸中毒、糖尿病高渗性昏迷等），严重感染，手术前后，心肺功能不全，乳酸酸中毒患者，需要接受注射造影剂检查的患者，必须提前48小时停用此药。

7. 二甲双胍作为许多指南的一线用药，有哪些不良反应？

二甲双胍使用时可能存在以下不良反应。

（1）消化系统：表现为食欲缺乏、恶心呕吐、口中有金属味、腹痛、腹胀或腹泻等，是最常见的不良反应，主要出现在用药初期，尤其是空腹服药时。这种不良反应的发生率与药物剂量相关。减少剂量、坚持服药、避免空腹服药，大多数患者胃肠道症状可减轻或消失；少数患者消化道症状明显不能耐受者则需停药。

（2）乳酸酸中毒：表现为患者常感疲乏无力、恶心呕吐、畏食腹痛、呼吸深快、进行性意识障碍甚至昏迷，还可伴脱水、低血压、循环衰竭等导致死亡。发生乳酸酸中毒的原因是由于双胍类药物增加糖酵解，从而可以升高体内乳酸的水平。在患者的器官功能正常时机体内乳酸产生的量并不多。当出现肝肾功能不全、心肺功能不全、严重感染、手术、低血压、缺氧、酗酒等情况下，患者体内缺血缺氧，从而导致体内乳酸过度蓄积，严重时导致酸中毒。因此出现上诉症状时应及时就医。

（3）长期使用可能造成维生素 B_{12} 吸收不良，研究表明二甲双胍治疗1年后，7% 的患者出现维生素 B_{12} 水平下降，但极少引起贫血。

8. 噻唑烷二酮类药物的作用机制、适应证及禁忌证有哪些？

噻唑烷二酮类药物的作用机制：此类药物是过氧化物酶增生体激活受体的激动剂，使细胞膜上胰岛素受体对胰岛素的敏感性增加，促进细胞对葡萄

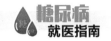

糖的利用。

该类药物的适应证：尚有一定胰岛素分泌能力并存在胰岛素抵抗的2型糖尿病患者，可与磺脲类、双胍类药物联合，通过不同作用机制减少胰岛素抵抗，增强降糖疗效。与胰岛素联用时，可减少胰岛素剂量，但可增加水钠潴留导致心力衰竭的风险增加，同时也增加体重。

该类药物的禁忌证：对该药物过敏；1型糖尿病患者；糖尿病酮症酸中毒等糖尿病急性并发症时；心功能不全；水肿；肝功能不全；18岁以下糖尿病患者；孕妇及哺乳者。

9. 噻唑烷二酮类药物有哪些不良反应及用药注意事项？

噻唑烷二酮类药物主要包括吡格列酮、罗格列酮。本品的不良反应主要有以下几方面。

（1）噻唑烷二酮类药物可能引起体重增加和水肿，已经有潜在心功能不全风险的患者使用本品可能导致心功能不全加重。

（2）肝功能异常，因该类药物可能引起肝脏损伤，故使用噻唑烷二酮类药物前需要检测肝功能，对有肝病或肝功能损害者不宜使用，且服用该药期间需定期监测肝功能。

（3）噻唑烷二酮类药物可能增加骨质疏松和骨折风险，对骨质疏松高危人群尽量避免使用本药。

（4）轻中度的贫血，与二甲双胍合用时贫血的发生率高于单用本品、本品与磺脲类药物合用。

（5）头痛、头晕、乏力、恶心、腹泻。

（6）本药可使绝经期无排卵型妇女恢复排卵，如不注意避孕则有妊娠可能，该作用对多囊卵巢患者有效。

（7）噻唑烷二酮类药物与其他口服降糖药或胰岛素联合应用时，有发生低血糖的可能，使用噻唑烷二酮类药物期间需要根据实际血糖情况酌情调整药物的剂量。本药与胰岛素联合应用时，可减少胰岛素的用量。

（8）老年患者服用本药时无须因年龄而调整使用剂量。

（9）有肾功能损害患者单用本药无须调整剂量。

10. 糖苷酶抑制药作用机制、适应证及禁忌证有哪些?

作用机制:糖苷酶抑制药包括阿卡波糖、伏格列波糖及米格列醇。本品主要是通过抑制小肠黏膜上皮细胞表面的 α-葡萄糖苷酶,或者阻碍糖类分解为单糖,延缓和减少肠道对淀粉和果糖的吸收,从而降低餐后血糖。

适应证:糖苷酶抑制药是 2 型糖尿病患者的一线治疗药物,特别适用于以糖类为主要食物成分和主要表现为餐后高血糖的患者。单独使用本药可降低餐后血糖和血浆胰岛素水平,与其他口服药物联用可提高疗效;对于 1 型糖尿病患者或胰岛素治疗的 2 型糖尿病患者,加用本药可改善血糖控制,减少胰岛素用量。糖苷酶抑制药有使体重下降的趋势,可防止或延缓糖调节受损者进展为 2 型糖尿病。

禁忌证:糖苷酶抑制药禁用于对阿卡波糖和(或)非活性成分过敏者;有明显消化和吸收障碍的慢性胃肠功能紊乱患者禁用;由于肠胀气而可能恶化的疾患(如 Roemheld 综合征、严重的疝、肠梗阻和肠溃疡)的患者禁用;严重肾功能损害的患者禁用;鉴于尚无本品对儿童和青春期少年的疗效和耐受性的足够资料,本品不应用于 18 岁以下的患者;因无法得到本品在妊娠妇女中使用的资料,妊娠期妇女不得使用本品;不建议在哺乳期妇女使用本品。

11. 糖苷酶抑制药的不良反应及用药注意事项有哪些?

糖苷酶抑制药主要是抑制小肠内的 α-葡萄糖苷酶,阻碍糖类分解为单糖,延缓和减少肠道对淀粉和果糖的吸收,使其在肠道内停留时间延长,该药物的不良反应及注意事项均与其作用机制有关,主要如下几方面。

(1)较多的淀粉类物质不能在小肠被吸收,继续沿肠道进入结肠,经肠道细菌酵解而产气增多,因此可引起腹胀、腹痛及腹泻等不良反应。为减少药物的不良反应,一般从小剂量开始服用以减少胃肠不适症状,服用数周后,上述消化道反应可减轻或消失。

(2)本类药物服用方法为餐前即服或与第一口饭同时嚼服。须注意的是,该类药物必须吃饭时服药,且膳食中必须含有一定的糖类(如大米、面粉等)时才能发挥效果。

(3)部分服用糖苷酶抑制药的患者亦可出现低血糖反应。服用本药期

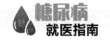

间需注意，因联用糖苷酶抑制药而引起严重低血糖时，应直接补充葡萄糖或蜂蜜，而进食蔗糖或淀粉类食物纠正低血糖的效果差。

（4）此类药物单用，或与其他口服降糖药物或胰岛素联用。

（5）服用糖苷酶抑制药期间，须避免同时服用考来酰胺、肠道吸附剂和消化酶类制剂，以免影响本品的疗效。

12. 什么叫非磺脲类促泌剂？

非磺脲类促泌剂的作用机制是直接刺激胰岛 β 细胞，刺激胰岛素的早时相分泌，从而快速而短暂地降低餐后血糖。非磺脲类促泌剂主要包括瑞格列奈（作用时间为 4～6 小时）、那格列奈（作用时间为 1～3 小时）、米格列奈（作用时间为 0.5～4 小时）。该类药物模仿人的生理需要，刺激胰岛素分泌作用快，起效时间快，作用时间短，有利于降低餐后血糖；相比磺脲类促泌剂更有效、更安全，餐前 15 分钟内或餐前即时服用，不易被遗忘而漏服。

该类降糖药物为一线降糖药，适用于不宜使用二甲双胍的患者，或与二甲双胍合用，使用预混胰岛素或餐时胰岛素的患者应停用本药。本品主要在肝脏代谢，由胆汁排出，无肾毒性作用，故伴有肾功能不全的糖尿病患者可选用非磺脲类促泌剂。因本药发生低血糖风险小，故特别适用于既往有严重低血糖史、合并其他严重疾病、预期生存期短的患者。

本品禁忌：糖尿病酮症酸中毒患者；1 型糖尿病患者；伴有肝功能受损的糖尿病患者；处于孕期或哺乳期的女性糖尿病患者。

13. 什么是 DPP-4 抑制药及其作用途径是什么？

2 型糖尿病是胰腺中 α 细胞和 β 细胞均发生障碍所导致的疾病。以前人们对于 β 细胞分泌胰岛素作用缺陷在 2 型糖尿病发生发展中所起的作用已得到很好的认识，但 α 细胞不适当分泌胰高糖素所起的作用认识较少。胰岛中 α 细胞分泌胰高糖素在维持血糖稳态中起到非常重要的作用，正常情况下，进餐后血糖升高刺激早时相胰岛素分泌和 GLP-1（胰岛血糖素样肽 -1）分泌，抑制 α 细胞分泌胰高血糖素，从而使肝糖输出减少，防止出现餐后高血糖。2 型糖尿病患者由于胰岛 β 细胞数量减少，α/β 细胞比例显著增加，另外，α 细胞对葡萄糖敏感性下降，从而导致胰高血糖素水平升高，肝糖输出增加。以肠促胰岛素为基础发挥作用的 DPP-4 抑制药可以针对 α 细胞和 β 细胞进行双向调节，它通过抑制 DPP-4 酶，升高内源性 GLP-1 水平，从而一方面调节 α 细胞以减少高血糖状态下的胰高糖素不适当分泌；另一方面刺激 β 细胞葡萄糖介导的胰岛素合成和分泌。内源性 GLP-1 升高带来的获益非常广泛的：延缓胃内容物排空，产生饱腹感；抑制食欲及摄食，减少食物摄入；可以修复胰岛 β 细胞；调节高血糖和低血糖不同状态下胰高糖素的不恰当分泌等。目前在国内上市的 DPP-4 抑制药有：磷酸西格列汀（100 mg，每日 1 次）、沙格列汀（5 mg，每日 1 次）、维格列汀（50 mg，每日 1 ~ 2 次）、利格列汀（5 mg，每日 1 次）、阿格列汀（25 mg，每日 1 次）。上述药物服药时间不受进餐时间影响，可在每天任意时间、与食物同时或分开服用，建议在每日固定时间服用。

14. DPP-4 抑制药有哪些不良反应及注意事项？

（1）DPP-4 抑制药主要以血糖浓度依赖的方式促进胰岛素分泌及抑制胰岛血糖素分泌的，因此单用此类药物一般低血糖发生情况比较少见，但如果与其他药物如胰岛素促泌剂（磺脲类药物）及胰岛素联合使用时会增加低血糖的发生风险，如果减少磺脲类药物及胰岛素剂量可降低低血糖发生率。

（2）此类药物由于可延缓胃内容物排空和抑制食欲及摄食，因此长期服用一般不引起体重增加，但是否可减轻体重目前尚未知晓。

（3）此药物常见不良反应有上呼吸道感染、头痛、咽炎。

（4）其他少见不良反应有肝毒性、咳嗽、血管水肿及急性胰腺炎，但一般反应较轻，患者耐受性良好，多可耐受。

（5）严重不良反应会出现过敏相关事件，如荨麻疹、面部水肿、剥脱性皮损等，若出现此类反应应立即停药。此类药物长期安全性未知。

（6）一般认为 DPP-4 抑制药不会增加心血管疾病风险。

（7）轻度肾功能不全的患者服用此类药品，可以不需减少剂量，但对中重度肾功能不全患者以及需要血液透析或腹膜透析的终末期肾病患者应注意减量，但利格列汀在肾功能不全时可使用。

（8）肝功能不全时，一般不推荐使用此类药物，此类药物有一定肝毒性，但利格列汀在肝功能不全时可使用。为保证患者安全，DPP-4 抑制药

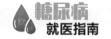
一般不用于 1 型糖尿病或糖尿病酮症酸中毒患者，也不推荐妊娠期、哺乳期妇女和儿童使用。

15. 什么是 SGLT-2 抑制药和其作用途径及不良反应有哪些?

SGLT-2 抑制药是一种新型糖尿病药物，此类药物部分已经在国内上市。

（1）其作用途径主要与以下机制有关。

1）正常肾脏每天滤过 160 ~ 180 g 葡萄糖，其中绝大部分可以被肾脏重吸收，所以正常人尿液中几乎不含糖。但人体内若糖过多并超过一定限度时就会形成糖尿。一般健康人能通过肾脏作用的调节，将血糖水平维持在正常范围内。SGLT-2 抑制药降糖作用主要通过调节肾脏重吸收糖作用，增加尿糖排泄来降低血糖浓度的。

2)此种药物主要为促进糖从尿中排泄降低血糖,不需要依赖胰岛素作用。因此，就算那些胰岛 β 细胞功能出现损害的患者，SGLT-2 抑制药也能发挥降糖作用。

3）SGLT-2 抑制药排糖的同时，也促进钠和水的排泄，可以起到降低血压的作用。

4）SGLLT-2 抑制药在排水、排钠的同时，肾小管的钠增多，刺激致密斑通过管球平衡促进肾小球入球小动脉收缩，减低肾小球囊内压，缓解高滤过，具有肾脏保护作用。

5）此类药物促进尿糖排除，加速了热量的消耗，还有减轻体重的作用。

（2）不良反应：SGLT-2 抑制药最重要的不良反应是酮症酸中毒和泌尿生殖系统感染。在使用过程中要注意以下问题。

1)酮症酸中毒患者不宜使用此种药物,若使用此种药物的患者出现恶心、呕吐、疲乏、呼吸困难等症状时应立即停用并至医院就诊。

2）此种药物可能会导致症状性低血压，尤其是老年人或者是本来血压偏低的患者。极少数患者还可能因为血容量减少导致微循环受累。

3）由于尿中葡萄糖浓度较高，可能引起的尿路或生殖器感染风险明显增加，但这类不良反应多见于女性患者，大多数无明显症状，经过正规抗感染治疗后即可控制。

4）在增加尿糖排泄时，会增加尿频、尿量增多。

5）一般单用SGLT-2抑制药时低血糖风险发生较小。但是在与胰岛素或磺脲类药物联用时，可以增加低血糖风险，所以在与胰岛素联用时，可以需要适当减少胰岛素等药物的给药剂量。

6）此种降糖药物还可能对骨代谢产生一定的影响，使用期间需注意骨代谢指标等变化。

16. 口服降糖药失效的原因有哪些？该如何应对？

口服降糖药失效是2型糖尿病治疗过程中经常遇到的问题，常常见于以下情况。

（1）胰岛 β 细胞功能衰退：胰岛素促泌剂主要是通过刺激胰岛 β 细胞分泌胰岛素发挥降糖作用，此类药物发挥作用的前提是体内残存一定数量的胰岛 β 细胞。一般2型糖尿病患者在诊断开始，胰岛功能就已降至正常人的50%，此后，随着病程的延长，胰岛功能逐渐减退，所以2型糖尿病患者早期使用胰岛素促泌剂效果较好，以后越来越差，最终完全失效。换句话说胰岛 β 细胞分泌功能逐渐衰退是导致胰岛素促泌剂失效的主要原因。

（2）受体钝化：胰岛 β 细胞长期接受单一药物刺激后可能导致细胞膜上的受体钝化，表现出胰岛 β 细胞并没有凋亡，但是即使足量的药物也不能刺激足够的胰岛素分泌。

（3）胰岛 β 细胞去分化与转分化：当血糖控制极差的时候，我们的胰岛 β 细胞就将自己伪装成非 β 细胞，避免凋亡的厄运，此时失去分泌胰岛素的能力，表现出口服药失效。待内环境改善，血糖回落正常时，部分伪装的 β 细胞再次恢复其 β 细胞的身份，恢复分泌胰岛素的能力。

针对上述原因应对处理主要有以下几点：①口服降糖药失效如果是胰岛功能衰竭所致，逆转的可能性几乎没有，若是饮食控制不严、运动过少、药物用法不当、药物吸收不良，以及存在一些应激因素，这些情况不属于真正的口服降糖药失效，因为在消除这些干扰因素之后，药效可以重新恢复，故又称之为"口服降糖药假性失效"；②一旦发现磺脲类药物失效，应及早加用或者换用胰岛素治疗，这对于迅速控制血糖，减轻高血糖的毒性作用，保护残存的胰岛功能很有意义，不仅如此，两者联用还可节省外源性胰岛素用量，避免高胰岛素血症的危害。临床上有些继发性失效的患者，配合胰岛素

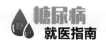

治疗一段时间后，胰岛 β 细胞功能得到明显改善，可以重新恢复对口服降糖药的敏感性。当然，如果患者胰岛功能严重受损丧失分泌功能，则应完全换用胰岛素治疗。

17. 选择口服降糖药物要掌握哪些原则？

在治疗糖尿病时，往往需要使用口服降糖药来帮助降血糖。但降糖药有很多种，不同类型、不同年龄、不同病程及伴发不同其他疾病的糖尿病所用的药物是不同的。糖尿病患者在治疗时，一定要选择适合自己的药物。

糖尿病要讲究个体化治疗，患者在选择降糖药时，除了要对药物有一定的了解外，还要结合糖尿病的类型、发病年龄、病程、体重、血液中胰岛素水平以及其他合并疾病等多种因素综合考虑，在专科医生的指导下正确合理地使用药物。①对于合并有心肌梗死、脑梗死等疾病的老年人，血糖一般不宜控制得过为严格，否则会增加低血糖的风险，从而诱发心脑血管疾病；②对于较瘦的人群，由于体内胰岛素的量不足，可以选用一些促胰岛素分泌的药物；对于较胖的人群，由于胰岛素抵抗较为严重，就应选择能够改善胰岛素抵抗的药物，如二甲双胍、吡格列酮和 DPP-4 抑制药等；③对于大部分的普通年轻糖尿病患者，血糖则应控制得更为严格。为了减少不良反应的发生，应先从小剂量开始服用，然后再逐渐加量，让血糖逐渐降低，而不是越快越好、越低越好。如果一旦出现了不良反应，应及时调整用药方案，来决定是否减量或是换用其他的药物。

选用降糖药物的考虑因素包括：考虑药物降低 HbA1c 的强度及时间以分层选择、单药或联合治疗的效果、主要降低空腹还是餐后血糖、改善胰岛功能和胰岛素抵抗、避免体重增加和低血糖、病程长短和糖尿病并发症情况，以及费用（个人和社会的费用，如药物相关费用、血糖检测费、低血糖事件、药物相关不良反应以及治疗糖尿病并发症等费用）。

18. 何时开始口服药物联用？

2 型糖尿病早期根据个体特点可选择不同类型口服降糖药物，如单用降糖药物方案治疗 3 个月后血糖控制不达标，调整降糖方案为两药联合治疗，包括胰岛素；治疗 3 个月后如血糖控制仍不达标，可调整降糖方案为三药联合治疗。另外，如患者初诊血糖水平较高，糖化血红蛋白＞7.5%，可考虑与其他降糖药联合应用，以加强降糖效果。早期强化降糖效果以保护胰岛功能。

19. 如何联用多种口服药物？

（1）在糖尿病的诊疗过程中，如患者无明显肝肾功能不全，无胃肠道疾病，一般首选二甲双胍降糖治疗，在治疗过程中注意观察胃肠道反应。

（2）在单用降糖药物及调整剂量血糖仍无法达标情况下，可根据患者特点及血糖水平，调整联合治疗方案。

（3）如患者体型偏胖，食欲较好，餐后血糖高，可考虑选择阿卡波糖等抑制食物吸收，同时可一定程度减轻体重。

（4）患者体型偏瘦，合并胰岛素抵抗存在，无明显心血管风险，空腹血糖偏高，可考虑加用吡格列酮等药物增加胰岛素敏感性，降低基础血糖水平。

（5）患者胰岛功能尚可，餐前及餐后血糖均较高，无磺脲类药物过敏史，可加用磺酰脲类及药物联合降糖治疗。注意从小剂量用起，避免低血糖发生。

（6）患者餐后血糖升高为主，或是有磺脲类药物过敏史，肝肾功能存在风险，可加用格列奈类联合降糖。

（7）目前新型降糖药物DPP-4抑制药因其服用方便、不良反应少、低血糖反应罕见等特点，成为联合口服降糖药物的优选，根据患者血糖特点及经济承受能力，可选择此类降糖药物，如患者存在肝肾功能不全，则利格列汀服用更为安全。

20. 糖尿病患者何时启用口服药物降糖？

我们使用糖尿病药物治疗的目的有5个：①减低胰岛素抵抗，改善β细胞分泌；②增加β细胞的数量，增强β细胞的功能；③持久降低血糖；④降低心血管事件危险性；⑤保证治疗的安全性，并减少花费。所以，2型糖尿病患者用饮食治疗和体育锻炼不能使病情得到很好控制，就需要启用口服降糖药物，具体可选择的降糖药物，简要介绍如下几方面。

（1）磺脲类药物种类较多，使用时间较长，疗效也比较稳定。无论服用哪种磺脲类药物，都应从小剂量开始，多于餐前半小时一次口服，根据尿

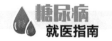
糖和血糖测定结果，按需要调整剂量，直至病情得到良好控制。不同患者虽血糖水平接近，而所需药物剂量不同，且疗效与服药时间及状态有关。

（2）双胍类：二甲双胍是目前全世界主要使用的双胍类药物，因其作用强、不引起低血糖、不增加体重等优点，使其成为治疗2型糖尿病的主要药物。

（3）非磺脲类胰岛素促泌剂：现有瑞格列奈、那格列奈和米格列奈3个品种，虽然其降糖作用弱于磺脲类，但起效快，低血糖发生率低，不过有体重增加的不良反应。

（4）糖苷酶抑制药：包括阿卡波糖、伏格列波糖和米格列醇，主要降低餐后血糖，虽然其降糖作用较弱，但不引起低血糖，主要不良反应是胃肠道反应。

（5）噻唑烷二酮类：有罗格列酮和吡格列酮两种。它们能增加胰岛素敏感性，改善胰岛素抵抗，降糖作用较强，在持久控制血糖方面具有优势。

（6）DDP-4抑制药：该类药为新型降糖药，已在我国上市。这类药有多方面的降糖作用机制，降糖作用中等，而且GLP-1类似物有降低体重作用，一般不引起低血糖。

（7）SGLT-2抑制药类：该类药物为新型的降糖药，已经在国内上市，它的降糖作用主要通过调节肾脏重吸收糖作用，增加尿糖排泄来降低血糖浓度的，不需要依赖胰岛素作用。此类药物降低体重作用，一般不引起低血糖。

21. 中医对糖尿病肾病的认识

我国古籍中未出现与糖尿病肾病相对应的中医病名的直接记载，历代医家根据其在疾病过程中不同阶段的主要症状，对其做出分类与命名，将其归于"尿浊""水肿"等疾病的范畴。现代中医大多同意由吕仁和教授提出的将糖尿病肾病中医命名为"消渴病肾病"的主张，这一命名不仅体现出了糖尿病肾病的发生发展过程，说明糖尿病与糖尿病肾病之间的因果联系，更指出该病病位在肾，病机为肾元虚损，强调治疗上除了针对血糖的控制以外，当以补肾为要。赵进喜教授在此基础上针对糖尿病肾病不同发展阶段出现的突出症状，进一步提出了"消渴病水肿""消渴病肾劳"及"消渴病关格"的命名，为临床辨证施治提供了帮助。

医家普遍认同消渴病肾病是消渴病日久不愈逐渐演变而来的结果，病因基本同于消渴病，与先天不足、后天情志不畅、饮食不调、劳逸失宜密切相关。气虚伴见阴虚，兼有湿瘀阻络，是消渴病肾病的病机。正虚为本，邪实为标，尤其以肾气不足为著。肾气亏虚失其固摄之功用，则精微流注，出现泡沫尿；肾气虚，气化失司，则水湿不归正化，出现水肿的表现。病久入肾络，产生瘀血、郁热、痰浊等病理产物，这些病理产物又作为致病因素进一步加重对肾脏的损害，以致气血同病，浊毒内生，病变累及肝、脾、肺、心，五脏败坏，进展为阴阳俱虚，三焦闭塞，气机逆乱，甚至少尿、呕逆等"关格"重症。

22. 中医药治疗糖尿病肾病的必要性

糖尿病和慢性肾脏疾病目前已成为全球增长最快的疾病，而糖尿病肾病仍为导致慢性肾脏疾病和终末期肾病的主要原因。随着人口老龄化的加剧以及相关并发症患病率的增加，在不久的将来，情况将进一步恶化。糖尿病肾病的发病机制至今尚未明确，遗传因素、血流动力学改变、脂毒性、糖代谢紊乱、炎症反应、氧化应激、纤维化等均被证明参与糖尿病肾病的发生发展。因此，控制血糖、血压、血脂，减重、限制蛋白摄入、戒烟等可作为防治糖尿病肾病的基本措施。

使用 RAAS 系统阻断药（ACEI 或 ARB）减少蛋白尿是目前普遍认同的治疗策略，也是对 1 型或 2 型糖尿病伴有轻度蛋白尿同时肾小球滤过率正常患者行之有效的方法。然而，随糖尿病肾病病情的进展，RAAS 系统药物对其的治疗效果减弱，并可伴有肾功能下降、高血钾等不良反应的发生。近年来，众多动物试验及临床观察证实，中医药在降低蛋白尿、保护肾功能等方面具有确切的疗效及不可替代的优势。将其与 ACEI 或 ARB 类药物合用或能加强对糖尿病肾病进展的抑制，减慢肾功能丧失的速度。

23. 中医对蛋白尿的认识

蛋白尿是糖尿病肾病典型的临床表现，属于中医"精微"的范畴。《黄帝内经》云"夫精者，身之本也。"中医认为，精是构成人体最基本的物质，也是维持机体生命活动的基础物质，与西医蛋白的概念相似。

《太平圣惠方》中记载"饮水随饮便下，小便味甘而白浊，腰腿消瘦者，

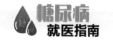

消肾也。"便是对糖尿病肾病蛋白尿的描述。肾主水，主藏精，司开阖。糖尿病肾病病位在肾，肾气虚损，开阖失司，则精微下泄，出现蛋白尿，导致体内蛋白的丢失。

魏子孝教授治疗糖尿病肾病以蛋白尿为主要症状者，采用补肾健脾，活血利水的治法，以蝉蜕、土茯苓、益母草及苏叶四味中药联合用药为核心。其中肾虚重者加用桑寄生、杜仲、川牛膝；脾虚者加用白术、苍术及猪苓。对于蛋白尿量多时，使用水陆二仙丹，即金樱子与芡实配伍，以达收敛固涩之功。

仝小林教授认为蛋白尿的出现是由于肾络瘀阻，日久成损，治疗以活血化瘀，益气固本为法。方用抵当汤（大黄、水蛭、桃仁、虻虫）加减去瘀生新。选用黄芪芍药桂枝苦酒汤补气活血，其中重用黄芪（30～240 g），补气以固摄，减少蛋白的漏出。

24. 中医对水肿的认识

《景岳全书·肿胀》中云"凡水肿等症，乃肺脾肾三脏相干之病，盖水为至阴，故其本在肾；水化于气，故其标在肺；水唯畏土，故其制在脾。今肺虚则气不化精而化水，脾虚则土不制水而反克，肾虚则水无所主而妄行。"指出水肿的发生发展是由于肺失通调，脾失转输，肾失开阖，三焦气化失司，以致水液输布障碍，泛溢肌肤，发为水肿。具体可表现为眼睑、头身以及下肢的水肿。

魏子孝教授治疗水肿同样注重补益脾肾，活血利水，同时根据其辨证兼顾降浊、清热、行气，常将车前子、川牛膝、茯苓等利水渗湿药配伍使用。其中辨证数脾虚水停者重用茯苓、白术及苍术；肾虚水停者加用山药、山萸肉及丹皮等；脾肾两虚水停者加黄芪、陈皮、党参、熟地等药；血瘀水停者配伍当归、赤芍及泽泻。

仝小林教授认为，治疗水肿还当注重温阳，水为至阴之邪，温阳方可散邪，在临床治疗中常配伍温补脾肾之品，如真武汤中以附子温中阳、苓桂术甘汤中桂枝与甘草辛甘化阳以制水。

25. 糖尿病肾病的中医辨证分型

糖尿病肾病目前尚缺乏一致认同的分型方法，现代医家大多依据自身的临床经验进行辨证分型，证型种类繁多，缺乏统一性。尚有医家将辨证分型与辨病分型相结合或与按期分型相结合。

糖尿病肾病的辨证特点为本虚标实，以气虚、阴虚为本，标实兼见痰瘀郁热，累及脾、肾、肝等多个脏腑。总结归纳现代医家的治疗经验，在病情的不同阶段，根据其主要脉证，可将其分为气阴两虚证；肝肾阴虚证；脾肾阳虚证；阴阳两虚证；阳衰瘀阻，痰毒上泛证等五个证型。

26. 气阴两虚证的中医药治疗

临床表现：以容易疲惫汗出、气短，口舌干燥，喜冷饮，五心烦热，小便混浊，舌红或舌淡、少苔，脉沉细为主症。

治法：益气养阴。

方药：参芪地黄汤加减。党参、黄芪、山药、茯苓、地黄、山茱萸、牡丹皮。

医家经验：程益春教授提出"脾虚致消"，认为糖尿病肾病的发生发展与脾虚密切相关，故治疗时强调"理脾愈消"，常用生黄芪、太子参、西洋参等益气健脾，女贞子、枸杞、天花粉等养阴生津。在气虚症状明显的情况下，当及早加入温肾之品，既可益气温阳，又阳中求阴，以达阴平阳秘。选用仙灵脾、肉苁蓉等药，体现了"治未病"的精神。同时，认为血瘀贯穿糖尿病肾病的始终，因此在病证早期就当配伍活血药，如水蛭、当归、赤芍、川芎等。

27. 肝肾阴虚证的中医药治疗

临床表现：以头晕、急躁易怒、耳鸣腰酸、手足心热、口苦口干，舌红、苔薄黄，脉弦细为主症。

治法：滋补肝肾。

方药：杞菊地黄丸加减。枸杞、菊花、地黄、山药、牡丹皮、泽泻、山萸肉、茯苓。

医家经验：吕仁和教授按照"三期九度法"，将糖尿病肾病分为早、中、晚三期，并将每期又分为Ⅰ，Ⅱ，Ⅲ度进行分期辨证论治。认为肝肾阴虚证多出现于糖尿病肾病的早期，治疗上多使用黄精、生地、山萸肉、何首乌、旱莲草、女贞子、牛膝、黄连、赤芍、丹参等药物养阴清热。

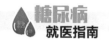

28. 脾肾阳虚证的中医药治疗

临床表现：以面目、下肢水肿，形寒肢冷或胸闷心悸，痞满便溏，小便清长或浑浊或少尿，舌淡胖、苔白，脉沉迟为主。

治法：温肾健脾。

方药：附子理中丸和真武汤加减。附子、干姜、党参、白术、甘草、茯苓、白芍。

医家经验：糖尿病肾病日久不愈，阴损及阳，阴阳两虚，正气不固，易为外邪所伤。风为百病之长，可兼夹水湿侵犯病体，加重水肿及蛋白尿。南征教授在治疗脾肾阳虚证时，除注重温肾健脾，活血利水外，还常配伍僵蚕、薄荷等药，取其味辛能祛风，又可宣降肺气，通调水道之功。

29. 阴阳两虚证的中医药治疗

临床表现：可见面色㿠白、畏寒肢冷、腰膝酸冷、五心烦热、口干多饮，或伴眼睑水肿，小便不利或清长，舌红或淡胖，脉沉细。

治法：阴阳双补，佐以化瘀行水。

方药：济生肾气丸加减。太子参、黄芪、熟地、山茱萸、淮山药、杜仲、当归、枸杞、仙茅、仙灵脾、丹参、泽泻、薏苡仁。

医家经验：时振声教授指出，由于该证型多出现于糖尿病肾病病程较久之时，多有虚实夹杂的表现。兼水湿者可在扶正药中加入牛膝、车前子、冬瓜皮等。在利水方中可配伍行气药如木香、陈皮等，气行则水行。

叶景华教授根据其多年临床经验提出，针对糖尿病肾病的治疗当遵循治疗慢性病的原则，用药宜平和。若用峻补之剂，则有闭门留寇之嫌，当首选药性平和的菟丝子、何首乌等。邪实突出者，亦当缓泻，选用缓药或峻药缓用，如制大黄制约其峻烈，方能"祛邪不伤正""扶正不留邪"。

30. 阳衰瘀阻，痰毒上泛证的中医药治疗

临床表现：以精神萎靡、畏寒肢冷、肢体水肿、面色苍白、纳少、恶心呕吐、口中臭秽、大便溏泻、尿少甚至无尿、舌胖大、苔垢腻、脉沉细无力为主要临床表现。

治法：温阳利水，降浊化瘀，逐毒化痰降逆。

方药：大黄附子汤加减。大黄、人参、黄芪、淫羊藿、泽泻、桃仁、益母草、熟附子、法夏、生姜、砂仁、藿香、木香、苍术、厚朴、薏苡仁。

医家经验：阳衰瘀阻，痰毒上泛证多出现于糖尿病肾病的终末期，即尿毒症期。此期多伴有血肌酐、尿素氮水平增高。祝谌予教授治疗浊毒上逆而呕恶不食、苔厚腻者，用香砂六君子汤加石菖蒲、佩兰、竹茹、旋覆花、代储石等药共奏和胃降逆、芳香化浊之功。蛋白尿多者重用黄芪，并加山药、白茅根及白花蛇舌草；水肿尿少者加用车前草、石韦及旱莲草等。

如出现浊毒伤神、神志不清，吕仁和教授常加用人参、珍珠及大黄；出现浊毒犯心，则加用人参、麦冬、五味子、川芎、丹参、葶苈子等。

31. 治疗糖尿病肾病的单药

近年来，对单味中药及其提取物治疗糖尿病肾病的研究逐渐增多，并从分子水平证明了中药治疗糖尿病肾病的有效性。

黄芪是临床中用于治疗糖尿病肾病最常见的中药，在经验方中出现的频率达 89.33%。现代研究证实，黄芪可通过扩张肾血管，抑制肾脏系膜细胞在高糖高脂环境下的增生，改善肾脏微循环，减少肾单位流失，延缓肾衰竭的发生。临床报道，使用黄芪注射液治疗糖尿病肾病患者 30 例，观察 4 周，结果显示经过治疗患者尿蛋白水平较前下降显著，并可在一定程度发挥改善肾功和降脂等作用。临床还报道了在基础用药之上加用黄芪注射液治疗糖尿病肾病患者 39 例，观察 21 天，结果显示：治疗组总有效率为 87.18%，对照组为 61.54%，治疗组疗效明显优于对照组。有的研究者全面收集川芎嗪注射液治疗糖尿病肾病的随机对照试验并进行 Meta 分析，共包括 492 例患者，分析结果表明：与对照组相比，川芎嗪治疗组被证明可以显著降低糖尿病肾病患者尿白蛋白排泄率及 24 小时尿蛋白含量。有医疗团队对 34 例糖尿病肾病终末期患者运用基础疗法联合红花注射液治疗 1 个月，治疗组总有效率为 88.2%，明显高于对照组，可明显改善肾衰竭症状，对减少透析次数有一定的作用。

也有研究者对 1990 年 1 月至 2014 年 7 月数据库收录的苦碟子注射液治疗糖尿病肾病的随机对照实验进行荟萃分析，最终共纳入 10 项研究、1138 例患者。结果提示，苦碟子注射液能显著减少糖尿病肾病患者的尿微

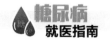

量白蛋白排泄率与血肌酐水平，可作为辅助治疗。

糖尿病肾病终末期的中药治疗多选用大黄作为君药。大黄具有清热解毒、通便行瘀、荡涤胃肠、推陈致新之功用。实验研究证实，大黄酸可通过影响其对葡萄糖的亲和力，明显抑制 $TGF-\beta_1$ 导致的系膜细胞过度摄入葡萄糖，从而减少细胞外基质合成，改善糖尿病肾病的炎症反应及纤维化。

32. 治疗糖尿病肾病的验方

诸多医家在临证过程中，将中医传统理论与个人治疗经验体会相结合，形成了许多行之有效的验方。

临床报道，采用补肾明目丸（熟地黄、女贞子、当归等）治疗糖尿病肾病Ⅳ期肾虚血瘀证，结果表明补肾明目丸能够明显降低 2 型糖尿病肾病患者的尿蛋白，总有效率为 90.0％。金洪元教授认为，很多糖尿病肾病患者并不具备"三多一少"症状，但往往自觉神疲乏力、面色少华、胸闷气短、纳少便溏、腰膝酸软、舌黯，故治疗应分清本虚标实主次，标本兼顾，以益肾运脾，化瘀利湿通络为主。使用糖肾通络方（北沙参、生地、山药、白术、茯苓、女贞子、旱莲草、丹参、泽泻等组成）对糖尿病肾病Ⅲ期患者进行治疗。统计分析显示该方能有效改善患者临床症状，控制早期肾病的进展，改善肾功能，降低尿微量白蛋白，具有确切的疗效及安全性。

孙光荣教授自拟糖肾方（太子参、生黄芪、山萸肉、盐杜仲、川牛膝、川草薢、生地黄、金樱子、炒芡实、当归、丹参、地龙、车前子、肉桂组成）治疗糖尿病肾病气阴虚血瘀证，诸药配伍共奏补肾化瘀之功。

邹燕勤教授针对糖尿病肾病发生发展的危险因素选用药对进行治疗，如鬼箭羽配伍地骨皮降低血糖、荷叶与决明子配伍调脂等，均取得良好疗效。

江苏王智明主任将辨病与辨证相结合，创制参芪糖肾汤合剂，治疗各期糖尿病肾病，尤其第Ⅲ期尿微量蛋白尿期疗效显著。

33. 中医治疗糖尿病肾病的其他方法有什么？

对糖尿病肾病的治疗，除口服中药外，尚有其他行之有效的疗法，如针灸。吉学群选用具有活血化瘀作用的足三里、血海、地机等为主穴，配伍支沟、太溪、阴陵泉等穴针刺治疗，经临床验证可降低糖尿病肾病患者尿蛋白含量。

王曼等临床观察发现针刺调理脾胃相关俞穴具有改善糖尿病患者抗氧化应激能力的作用，并且随疗程的增加，调理脾胃针法效果优于常规针法。

糖尿病肾病终末期的患者，由于脾肾阳衰，浊毒上犯脾胃，出现恶心呕吐、头晕目眩、小便不行等不适。可采用中药保留灌肠疗法，以生大黄、淡附片、丹参、蒲公英、煅牡蛎等水煎，浓缩至 100 ~ 200 ml，高位保留灌肠，每日 1 ~ 2 次。此外，尚可通过中药足浴对足底反射区及穴位的刺激及渗透作用、穴位贴敷肾俞穴等方法辅助糖尿病肾病的治疗，缓解临床症状，改善肾功能。

34. 中医对糖尿病周围神经病变的认识

糖尿病周围神经病变（diabetic peripheral neuropathy，DPN）属于中医"消渴病"的辨证，古籍中并无相应病名。中华中医药学会《糖尿病中医防治指南》将 DPN 归属于"血痹"，另外根据其临床表现，在"痿证""痛症"中也有相关论述。《灵枢·五变》记载"血脉不行……故为消瘅"；《普济方》中有"肾消口干，眼涩阴痿，手足顽痛"的记录；《证治要诀》中描述"三消日久，精血即亏，或目无所见，或手足偏废如风疾，非风也"；《王旭高医案》中有"消渴日久，但见手足麻木，肢凉如冰"的记载。现代医家多认为，瘀血阻络是导致糖尿病周围神经病变的最重要因素，其他如湿热、寒湿、痰浊等病理演变可见于不同的阶段，且与肝、脾、肾脏有密切的关系。其基本病机可以归结为：气虚血瘀、阴虚血瘀、气滞湿阻兼瘀、痰瘀互阻等。瘀血的形成，脉络的损伤是病机关键。所以，治疗上应以"络以通为用"为总的原则，在扶正治本的基础之上，佐以通络药物。在临床报道中，静脉滴注丹红、血栓通、复方丹参、灯盏细辛、葛根素、舒血宁、川芎嗪注射液等均能起到通络作用而对 DPN 有一定效果；中成药木丹颗粒、云南白药胶囊、参芪降糖颗粒、银杏叶胶囊、复方血栓通胶囊、天麻胶囊也经常用于 DPN 的治疗；在辨证使用中药汤剂的基础上，加用活血通络之品如地龙、全虫、炮山甲、三七粉、僵蚕等，均可提高治疗效果。另外，针灸，中药足浴、沐浴、熏蒸、敷贴疗法及推拿也可用于 DPN 的治疗，可以通过刺激经络，起到行气活血，通络止痛的功效。

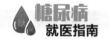

35. 中医对糖尿病神经病变汗出异常怎么治疗?

糖尿病汗出异常是糖尿病常见并发症之一,属于糖尿病神经病变的范畴,中医常归之于"汗证""头汗""半身汗""自汗""盗汗"等范畴。其病因为禀赋不足,饮食不节,情志失调;病机为郁、热、虚发病。初期因郁化热,热盛伤阴伤气,营卫失调,开阖失司,腠理不固则汗出过多。中期为燥热伤阴耗气,气阴两虚,阴虚内热迫津外泄而自汗。后期为肾阴亏虚,虚火内生,日久则阴阳俱虚,正气不足,气虚不固,腠理不密而致汗出止。消渴日久可致络脉瘀滞,气血运行不畅,津液敷布失常而外泄肌表为汗。多数糖尿病泌汗异常可以中医辨证施治,常见的证型有以下几方面。

(1)肺卫不固证:面色少华、神疲乏力、气短懒言、自汗、动辄汗出,或头面部汗出而下肢无汗,舌质淡、苔薄白,脉细弱。

治法:补益肺卫,固表止汗。

方药:玉屏风散合归脾汤加减。

(2)阴虚火旺证:盗汗,或伴有自汗、五心烦热,或兼午后潮热、口渴、舌红少苔、脉细数。

治法:滋阴降火。

方药:当归六黄汤加减,当归、生地、熟地、黄芩、黄连、黄柏、乌梅、五味子等。

(3)气阴两虚证:神疲乏力、气短汗出,或有盗汗、口干欲饮,舌红、苔薄或少,脉细。

治法:益气养阴,生津止汗。

方药:生脉饮加减,党参、五味子、麦冬、浮小麦、山茱萸、黄芪、当归等。

(4)气虚血瘀证:糖尿病日久,瘀血阻络,全身或局部汗出,乏力懒言,舌质淡暗或有瘀点,脉细涩。

治法:益气活血。

方药:补阳还五汤加减,黄芪、桃仁、红花、赤芍、当归、川芎、地龙、牛膝等。

(5)肝虚自汗证:糖尿病伴汗症,与寻常表虚自汗不同。其症:不热而汗,阵发而来,与环境无关,同情绪相涉,伴心烦燥扰,眠不安,舌质淡或偏红、苔白,脉细弦。

治法：养血安神，敛肝止汗。

方药：魏子孝教授经验方：桑叶、白芍、夜交藤、生龙牡、蝉蜕、山萸肉、五味子。

36. 糖尿病合并勃起功能障碍（ED）中医如何诊治？

糖尿病勃起功能障碍乃糖尿病代谢异常所致，文献报告 ED 是糖尿病常见的并发症之一。糖尿病患者的 ED 发病率比正常人群高 3 ～ 4 倍，糖尿病男性患者中有 23% ～ 75% 并发 ED，发病率随年龄增长逐渐增高：40 岁以下糖尿病患者的发病率约为 30%；40 岁以上者约为 50%；70 岁以上者可达 70% 以上，与非糖尿病相比较，糖尿病患者 ED 的发病要早 10 ～ 15 年。糖尿病病史 10 年以上者发生 ED 可能性较发病 5 年以下者高出 1 倍。同时，ED 可能是糖尿病和高血压的早期标志。糖尿病 ED 属中医消渴病"阳痿"范畴。传统中医认为消渴病日久，耗气伤阴，既可导致肾精亏耗，又可导致肾阳虚衰。肾阳虚衰则前阴不能振奋，阴损日久又伤及阳气，气虚无力推动血液，必致气滞血瘀，血滞宗筋。宗筋失于濡养，阴茎不能做强，故痿而无用。中医临床对糖尿病合并 ED 进行分型论治，常见证型如下。

（1）肝气郁结型证：逍遥散加减，以疏肝解郁，行气振奋。

（2）气滞血瘀型证：少腹逐瘀汤加减，以行气活血，化瘀起痿。

（3）湿热下注型证：龙胆泻肝汤加减，以清热化湿。

（4）心脾亏虚型证：归脾汤加减，以补益心脾。

（5）阴阳两虚证：二仙汤加减，或合肾气丸加减。肾阳不足明显，可予右归丸；肾阴亏虚明显，可予左归丸滋补肾阴。

江苏王智明从肝论治 2 型糖尿病 ED，其认为消渴病总的病机乃"肝失疏泄，脏气失和，气血津液代谢异常，阴阳水火调节失衡。"肝主筋，足厥阴肝经绕阴器而行。消渴病阳痿，其始也，责之肝失疏泄，气机阻滞，阴血不达宗筋，则宗筋不聚而不举；其久也，乃肝阳衰微，则宗筋无以作强。治以疏肝理气、滋阴通脉、壮阳起痿。创制新方：丹血起痿汤。本方以柴胡、白芍、当归药串疏肝理气为主，地黄、枸杞、丹参、鸡血藤滋阴通脉为辅。《内经》云："肝在天为风，在地为木，王于春"，故立以风药疏补肝阳配入麻黄、附子、细辛药串为佐使。诸药合用，肝气得以调达，气血津液代谢正常，

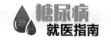

宗筋则能正常气举，共成疏肝理气滋阴通脉、壮阳起萎之功。需要注意阳痿并非都属于"肾虚"，更不能随便购买补肾壮阳的保健品服用，尤其年轻男性 ED，一定要注意监测是否有罹患糖尿病。

37．糖尿病合并胃轻瘫中医如何诊治？

糖尿病胃瘫痪是指糖尿病患者出现胃动力障碍、排空延迟，但不伴有机械性梗阻的一组综合征，常见的临床表现为恶心、呕吐、上腹饱胀、嗳气、上腹痛，严重的导致消瘦、轻度恶病质，极易导致不可预测的血糖波动，加重糖尿病恶化。中医学无胃瘫痪病名，多归于"痞胀""呕吐"等范畴。在西药控制血糖的基础上，结合中药辨证论治，疗效较显著。消渴病胃轻瘫的病机特点为本虚标实。消渴日久，由阴及阳，脾阳虚衰，不能为胃行其津液，水聚为湿，阻遏胃气，胃气上逆而呕吐，或中阳虚弱，寒自内生，阴寒凝滞，胃阳不得宣通，胃寒气逆而呕吐。本虚在于气血津液不足，标实在于气机郁滞，脾失健运，升降失常。

辨证施治：

（1）脾胃虚寒证：面色㿠白、头晕目眩、倦怠乏力、胃纳欠佳、食入即吐、大便溏薄、四肢不温、舌淡、苔白、脉缓无力。

治法：温中健脾，和胃降逆。

方药：参苓白术散加减，人参、白术、茯苓、黄芪、山药、砂仁、吴茱萸、生姜、丁香、大枣、甘草等。

（2）胃阴不足证：呕吐反复发作、时有干呕、胃脘嘈杂、口燥咽干、舌红少津、苔少、脉细数。

治法：养阴益胃。

方药：麦门冬汤加减，沙参、麦冬、生地、山药、花粉、石斛、葛根、白芍、佛手、鸡内金、甘草等。

（3）肝胃不和证：两胁作胀、呕吐吞酸、急躁易怒、嗳气频作，随情志刺激而加重，舌边红、苔薄、脉弦。

治法：疏肝和胃，降逆止呕。

方药：用越鞠丸合半夏厚朴汤加减，柴胡、半夏、厚朴、枳壳、苏叶、青皮、木香、佛手、茯苓、砂仁等。

（4）痰湿中阻证：胃脘满闷不舒、头晕目眩、恶心呕吐，或呕吐痰涎、身重倦怠、舌苔白腻、脉滑。

治法：健脾化痰，和中降逆。

方药：小半夏汤合苓桂术甘汤加减，半夏、生姜、茯苓、桂枝、白术、甘草等。

（5）肝虚脾壅证：胃脘痞胀、纳呆、食谷不化、朝食暮吐、暮食朝吐，甚至呕出苦胆汁水等症状，"鱼腥臭味"、胃脘有振水声、喜温揉按、舌淡、苔白腻、脉弱，左关脉更弱。

治法：补肝疏土，温阳和胃。

方药：柴平汤加减以补肝疏土，柴胡、枳壳、厚朴、苍术、当归、法夏、太子参、黄芪、桂枝尖。

38. 糖尿病胃轻瘫可以针灸治疗吗?

糖尿病胃轻瘫是糖尿病常见的慢性并发症，目前西医尚无特效的药物，针灸治疗因其具有独特的优势，在中药和胃降逆的基础上，配合针灸治疗，对胃轻瘫常常可以收到较好的疗效。我国传统医学中没有明确的糖尿病胃轻瘫病名，但不乏对其的记载，如《赤水玄珠》载："消渴……饮食减半，神色大瘁……不能食者必传中满鼓胀"。糖尿病患者大多病史较长，根据中医"久病必虚"之说，考虑糖尿病胃轻瘫患者消渴日久，阴虚燥热，耗气伤阴，阴损及阳，使脾胃虚损，失于濡养，运化失司，饮食停滞，久之痰湿内生，气机升降失常，亦有因治疗过用，或就用苦寒清热或滋阴之品，致中焦受损，脾之运化功能及胃之受纳腐熟水谷功能失常，水谷停滞，脾不升清，胃不降浊。其基本病机，总属中气虚弱，脾胃运化失司，气机升降失常，胃失和降。以针灸疏通气机疗效满意。分型取穴：

（1）脾胃虚弱，脾肾虚寒型：足三里、中脘、脾腧、章门、肾腧，配合针补艾灸；弱虚寒之象明显，配合灸命门、关元。

（2）肝气犯胃，胃阴不足型：足三里、中脘、胃腧、肝腧、三阴交、阳陵泉、期门，施以平补平泻。

39. 中医对糖尿病膀胱病变的认识

糖尿病膀胱功能障碍是糖尿病引起的泌尿系统并发症，多发生于病程长、

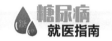
血糖控制差的患者，40%～85%的糖尿病患者可并发膀胱功能障碍，属于糖尿病自主神经病变的范畴。膀胱功能障碍主要以膀胱平滑肌麻痹和排尿功能障碍为特征，表现为尿感减退、膀胱容量增加、泌尿肌过度活跃、尿失禁、尿流率减低和残余尿增多等。因其发病隐匿，早期症状不明显，常被忽略，当出现不同程度的尿频、尿失禁、排尿不尽时，往往并发尿潴留及泌尿系感染甚至肾功能损害，病情严重者需膀胱造瘘，严重影响生活质量。中医学认为本病属于祖国医学的"消渴""癃闭""淋证"范畴，其发病多因消渴日久，伤津耗气，气虚无力推动血液运行，且久病入络，瘀血阻滞，气虚、血瘀并存；亦或日久失治，阴损及阳，肾阳不足，命门火衰，不能蒸腾气化，导致膀胱气化无权或开合失司，本病病位在膀胱，与肺、脾、肾、肝及三焦密切相关。

40. 糖尿病膀胱病变中医如何诊治？

糖尿病膀胱病变临床常从肝脾肾辨证论治，具体如下几方面。

（1）肾气不足证：临床表现为小腹胀满、小便排出无力、余沥不尽甚至小便失禁、腰膝酸软、手足不温、神疲懒言、舌质淡、苔白、脉沉细。

治法：补肾培元，通阳化气。

方药：济生肾气方加减，牛膝、车前子、熟地、山萸肉、山药、茯苓、泽泻、丹皮、淫羊藿、枸杞子等。

（2）脾气不足证：小腹坠胀，欲小便而不能解出、食少纳差、大便不调，舌淡、苔薄白，脉细弱。

治法：健脾益气，通阳化气。

方药：春泽汤合补中益气汤加减，黄芪、太子参、苍术、白术、茯苓、猪苓、桂枝、升麻、柴胡、枳壳、香附、当归等。

（3）肝气郁滞证：小便不通、通而不畅、小腹胀满、情志抑郁、心烦口苦、胸胁胀满、舌质红、苔黄、脉弦。

治法：疏肝理气，通利膀胱。

方药：四逆散加减，柴胡、白芍、枳壳、枳实、生甘草、香附、橘核、乌药、泽兰、车前子等。

（4）湿热蕴结证：小便点滴、淋漓不尽，可伴有刺痛，小腹胀满、大便干结、舌红、苔黄腻、脉弦滑数。

治法：清利湿热，通利膀胱。

方药：四妙丸合八正散加减，苍术、黄柏、薏苡仁、牛膝、白术、车前子、萹蓄、瞿麦、滑石、金钱草、栀子、生甘草等。

另外，针法和灸法治疗也有疗效。艾灸或者隔盐灸关元、气海。关元为任脉与足三阴经交会穴，主一身元气之根，通于足少阴肾经，能培元补肾，导赤通淋；气海为先天元气聚会之处，主一身之气，灸之可益气助阳，不论何证均可施治。针刺法对肾气不足者可选用肾俞、膀胱俞、三阴交、中极、气海等，脾气不足者可选用曲池、合谷、中脘、血海、阴陵泉、足三里、丰隆、三阴交、膀胱俞、肾俞等。

41. 中医怎么诊治糖尿病皮肤瘙痒症？

糖尿病患者皮肤瘙痒，如果除外其他皮肤损害，是并发症的一种，可以归属为糖尿病周围神经病变范畴，是一种无原发性皮损，以瘙痒为主和（或）伴见抓痕、结痂、色素沉着、继发湿疹样病变的皮肤疾病。《儒门事亲·刘河间三消论》云"夫消渴者，多变聋盲、疮癣、痤之类"，说明中医很久之前就已经认识到瘙痒症是消渴的变证之一。中医学认为皮肤瘙痒症是因风、湿、热、虫、血虚等原因所引起，其主要病理变化为皮肤经过上述发病因素刺激后引起局部气血津液发生异常变化，肌肤失养，而出现痒痛、灼热、干燥等自觉症状。临床实际中，糖尿病皮肤瘙痒中医辨证常呈现虚实夹杂、多证相兼的复杂特征，但血瘀常常是糖尿病皮肤病变中的基础证候。病位虽在皮肤，王智明以为当责之于肝，因为消渴病总的病机乃是"肝失疏泄，脏气失和，气血津液代谢异常，阴阳水火调节失衡"，以此立论，主张糖尿病皮肤瘙痒症的辨证论治可分为虚实两型：即血虚肝旺夹瘀血型、湿热淫肝夹瘀血型。

42. 糖尿病皮肤瘙痒症的中医分型论治

糖尿病皮肤瘙痒症常从湿、热、血、风论治，具体分型论治如下几方面。

（1）湿热蕴结证：瘙痒反复发作，皮肤鲜红或暗红，常有脓点或脓疱，湿热下注可表现为外阴瘙痒、女性带下较多，可兼有口臭、舌红、苔黄腻、脉弦滑。

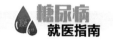
治法：清热化湿。

方药：四妙散加减：苍术、黄柏、薏苡仁、牛膝，另可加用黄芩、栀子、土茯苓、地肤子等清热解毒利湿，荆芥、防风、白鲜皮、蝉蜕祛风止痒。

（2）血热生风证：瘙痒游走不定、时发时止、皮肤鲜红，或皮肤弥漫潮红、灼热、瘙痒剧烈、心烦、口渴、面赤、舌红、苔薄黄或少苔、脉细数。

治法：清热凉血，息风润燥。

方药：犀角地黄汤加减：原方犀牛角今缺，可用水牛角代替。水牛角、生地、赤芍、丹皮等。

（3）血虚生风证：临床表现为瘙痒程度不甚剧烈，但易反复，时轻时重，夜间为甚，皮肤干燥、脱屑、舌淡、苔薄、脉沉细无力。

治法：养血祛风止痒。

方药：黄芪桂枝五物汤或四物汤加减，选用当归、黄芪、白芍、川芎、白蒺藜、白鲜皮等。

（4）瘀血阻络证：症见瘙痒剧烈、肌肤甲错、可有刺痛、四肢发凉或麻木、舌质暗或有瘀点、脉细涩。

治法：活血化瘀通络法。

方药：桃红四物汤加减，可用桃仁、红花、当归、川芎、白芍、熟地等。

（5）气阴两虚证：症见瘙痒不甚剧烈、皮疹暗红、倦怠乏力、舌红少津、脉细数。

治法：益气养阴，祛风止痒。

方药：生脉散加减，人参、麦冬、五味子、白蒺藜、地肤子等。

外洗法：消渴病因阴虚燥热、燥热灼津、津亏液少，而使血液循环涩滞不畅，外用中药煎剂养血润燥、祛风止痒，常常有特效，可选用苦参、白鲜皮、当归、生地、丹皮、地肤子、土茯苓、风化硝等。

43. 对于糖尿病手足麻木、疼痛，中医怎么治？

有些病友出现手足麻木甚或疼痛，不知道是何病证，往往就诊于骨科、神经内科、外科等治疗无效，苦不堪言！最后检查原来是糖尿病并发症——糖尿病末梢神经病变。该怎么办呢？

目前治疗方法：①血糖控制：严格和稳定地控制血糖是缓解症状和控制

病变发展的最重要措施。②三环类药物：仍是缓解痛性神经病变的第一线药物，临床治疗效果与血浆药物浓度相关，较抗抑郁药物缓解疼痛快。③抗惊厥药物：治疗肌肉痉挛，对神经痛有镇静作用，同时有中枢疼痛调控作用。常用药物有加巴喷丁、卡马西平等。④止痛药物：常用的有辣椒素，局部使用；利多卡因。

未来治疗方法：许多药物在进行临床实验，在有些国家有些药物已经批准用于治疗：①醛糖还原酶抑制药（如阿司他丁、索比尼尔、托瑞司他）；② α 硫辛酸；③ γ－亚麻酸；④神经生长因子。但是总的说来尚没有很好的西药。

目前中医药对本病的防治显示出一定的优势。王智明等经过多年研究发现：糖尿病神经病变最关键的脏腑是肝的功能失常！十二络脉的经气运行紊乱，最复杂的是奇经八脉受损！导致气血运行逆乱、筋脉失养、经脉经气涩滞而出现麻、木、痛。设计了中西医结合、内外并治、标本同治优化综合治疗方案，采用胰岛素皮下持续输注（CSII）很快地解决糖毒性。丹红注射液改善微循环，抗氧化，中药丹藤糖脉汤口服以疏肝理气、活血通络，据全息医学理论及中医经络原理，内病外治，及现代药理"透皮吸收"机制创立药浴方麻痛液足疗，实践证明能够有效改善糖尿病患者的血液流变性。针灸足三里、阳陵泉等穴位，针药并用、内外合治，该方案可以作用于 DPN 的多个代谢环节，使受损的神经修复和再生，从而达到改善临床症状，提高神经传导速度的作用，值得进一步在临床推广应用。

44. 胰岛素是"天使"还是"魔鬼"？

糖尿病是一类古老的疾病，早在几千年以前，古代埃及就有关于糖尿病的记载。但是在胰岛素被发现以前，人类几乎没有办法可以治疗糖尿病。当时，一部分糖尿病患者会在发病之后不久即死于糖尿病的急性并发症，而另一部分患者可能在得病后数年，即发生糖尿病并发症。1922 年，多伦多大学班廷博士和他的团队从动物的胰腺中分离出胰岛素并将它用于一位生命垂危的糖尿病患儿。在使用胰岛素后，奇迹发生了！患儿血糖下降，疾病得到了控制！虽然当时还有许多有关胰岛素使用的问题没有解决，但是这一伟大的发现给糖尿病患者带来了生命的曙光！班廷博士也因此获得了 1923 年诺

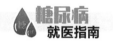

贝尔生理学和医学奖。后来，经过全世界各国科学家的共同努力，胰岛素制剂不断改进，才有了我们今天使用的各种不同类型胰岛素及其类似物，满足不同患者需要。

所以，胰岛素的发现为糖尿病患者带来生的福音！胰岛素是当之无愧的"天使"！但现在有部分糖尿病患者"谈胰岛素色变"，把 20 世纪如此重大的科学发现视作"魔鬼"，有着种种固执的偏见和错误的认识（如认为"用了胰岛素就像沾了毒品，再也戒不掉"），甚至在疾病发展需要胰岛素治疗的危急关头仍然"宁勿死，不打针"，着实让医生束手无策。其实，我们真没必要跟科学过不去。科学的巨轮滚滚向前，我们为什么不坐享科学硕果呢？

45. 什么是胰岛素？

注射用胰岛素毕竟是药物，患者在用药时有这样那样的担心也是人之常情。"知己知彼，百战不殆"，与其害怕，不如真正地了解胰岛素。

内源性胰岛素是一种蛋白质激素，由胰腺中的胰岛 β 细胞分泌，主要参与调节体内糖、脂肪和蛋白质代谢，维持血糖稳定。如果体内缺乏胰岛素或胰岛素作用不足（胰岛素抵抗），就会导致糖尿病的发生。也就是说，我们每个人体内都有胰岛素，胰岛素是我们生存所必需的物质，就像鱼儿离不开水，我们也离不开胰岛素！从这个意义上说，我们每个人都"依赖"胰岛素。胰岛 β 细胞就好像产生胰岛素的"机器"。有些人身体的胰岛 β 细胞这个"机器"坏了，不能产生足够的胰岛素供机体代谢需要（如 1 型糖尿病患者和某些 2 型糖尿病患者），他们就必须要补充外源性胰岛素帮助他们控制血糖。这就好比自己产量不够需要进口一个道理。前面说的科学家们发现并改良的注射用胰岛素，就是我们进口的来源。还有一些人胰岛 β 细胞这个"机器"产生了足够多的胰岛素，但是胰岛素作用不足，不能产生足够的生理效应。这时也可以适当补充外源性胰岛素帮助降低血糖。

当然胰岛素并不是万能的，用得好它就会成为我们治疗糖尿病的法宝。

46. 哪些患者需要注射胰岛素？

胰岛素虽然可以降低血糖，但并非所有糖尿病患者都需要用胰岛素治疗。以下这些情况适合胰岛素降糖治疗。

（1）由于 1 型糖尿病的病理改变就是胰岛素的绝对缺乏，所有 1 型糖尿病患者都需要终身使用胰岛素降糖治疗。

（2）对于 2 型糖尿病的患者，若糖化血红蛋白 ≥ 9.0% 或随机血糖 ≥ 16.7 mmol/L，就可以开始启动胰岛素治疗。

（3）对于 2 型糖尿病患者，若经过一种或多种口服降糖药物治疗及生活方式干预治疗后，血糖仍不能达标（不同年龄患者降糖目标不同，参见相关章节），可以启动胰岛素治疗。

（4）妊娠期糖尿病和糖尿病合并妊娠患者，若生活方式干预后血糖未达标，可使用胰岛素治疗。

（5）胰腺炎或胰腺手术后胰岛素缺乏的患者，适用胰岛素治疗。

（6）所有糖尿病急性并发症患者，如糖尿病酮症酸中毒、高血糖高渗透压综合征、乳酸性酸中毒及各种急性重症感染等，都适用胰岛素控制血糖。

（7）在手术等应激状态下，血糖可能会升高，胰岛素可用作围术期的降糖治疗。

（8）胰岛素可以用于所有肝肾功能不良的糖尿病患者，所以存在严重肝肾功能不良等口服降糖药禁忌的情况下，可以使用胰岛素治疗。

47. 胰岛素治疗是否越晚启动越好？

不是的。在上述糖尿病患者中，糖尿病病程的任何阶段都是可以使用胰岛素治疗的，包括新发的糖尿病患者。1 型糖尿病患者，一般一经发现即需要持续胰岛素治疗。而对于 2 型糖尿病患者，部分研究结果显示，早期胰岛素强化治疗能使胰岛 β 细胞得到充分休息，有助于胰岛细胞功能恢复。所以胰岛素治疗并非越晚越好。

48. 胰岛素有"依赖性"吗？使用胰岛素后剂量是否会越来越大？

首先必须纠正，胰岛素没有传统意义上的"依赖性"，不会像毒品一样"成瘾"。所以不必担心"胰岛素成瘾""胰岛素依赖"等问题。血糖正常的人使用胰岛素后也不会对其"上瘾"。

但是必须指出，如前所述，所有人（包括糖尿病和非糖尿病人群）都是依赖胰岛素的，就像人依赖空气、鱼儿依赖水一样，胰岛素是人体必需的激

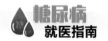
素，没有胰岛素人就不能生存。到了空气稀薄的地方人们还要自带氧气罐呼吸，难道也要担心自己会对氧气产生依赖吗？糖尿病患者是否需要胰岛素是根据患者本身胰岛 β 细胞功能、胰岛素敏感性及其他自身状况决定的。也就是说是患者病情决定胰岛素的使用及胰岛素的用量。也正因如此，胰岛素的剂量是否更大或者更小完全是根据患者病情决定的。有时随着疾病病程进展，胰岛 β 细胞功能进一步恶化，胰岛素的剂量可能会增加；又有时由于患者合并慢性肾脏病等原因，胰岛素剂量可能会减少。凡事有因有果，患者病情是因，胰岛素治疗是果，而不能本末倒置。

49. 胰岛素注射方便吗？疼痛明显吗？

有些患者拒绝使用胰岛素是因担心其注射不方便，尤其是外出时，或者担心注射时局部疼痛。其实胰岛素注射还是比较简单方便的。如果选择较细，较短针头，疼痛几乎可以忽略。当然每个人对疼痛的感受不同，大体都是可以接受的。

（1）患者自行注射胰岛素时一般选择皮下注射。常见胰岛素皮下注射部位有腹部、上臂外侧、大腿前侧和外侧及臀部，一般选择腹部注射最为常见。在不同部位注射胰岛素吸收速率略有不同。

（2）胰岛素注射步骤在这里不再赘述，一般 1 分钟以内可以完成注射，可想而知不会太复杂。

（3）胰岛素针头经过不断更新，目前市面上最细／最短的针头仅 4 mm 长，注射时几乎无痛，但价格较贵。另外，无针注射器也在为患者提供了新的选择，不过其使用效果仍需得到更好证实。

50. 胰岛素储存和携带方便吗？

有些患者拒绝使用胰岛素是担心其储存或携带不方便，其实没有必要担心。以下是胰岛素储存和携带的一些建议。

（1）由于温度过低或过高会影响胰岛素的生物学效应，所以未开封的胰岛素一般都要求 2 ~ 8 ℃冰箱冷藏保持，且放置的位置不要靠近冷冻室及后壁，不可冷冻。注意定期检查保质期。

（2）已经开封的胰岛素，可以放置室温下（不超过 30 ℃）避光保存，不用再次放回冰箱，以免反复置于冷热环境使胰岛素失效。

（3）已开封的胰岛素使用4周即应更换新的胰岛素，无论是否用完。

（4）为了避免对局部皮肤的刺激，刚从冰箱取出的胰岛素建议室温下静置1～2小时，等胰岛素恢复常温后再使用。

（5）每次注射后必须卸下针头，否则温度变化时可能形成气泡造成污染，影响注射剂量或有胰岛素从针头漏出而造成浪费。

（6）短途旅行时随身携带胰岛素一般没有问题，注意避光室温保存。如果室外气温太高可以将胰岛素放入保温瓶内携带。注意不要将胰岛素落在车内，以免车内温度过高造成胰岛素变质失效。

（7）需要将胰岛素带上飞机时，应提前到医院开好处方或医学证明。一般而言包括胰岛素、胰岛素笔、胰岛素针头等注射用品都可以带上飞机，注意保存药品和注射器的包装完整。具体要参照国内及国际航班的相关规定。

51. 胰岛素有哪些类型？我需要用哪种类型？

胰岛素刚刚被发现并用于临床时，存在许多待解决的问题，如注射动物源性胰岛素存在抗原抗体反应、制剂作用时间短、制剂呈酸性导致注射部位疼痛、制剂获得及提纯困难等问题，为了解决一系列问题，一代又一代科学家前仆后继才有了我们今天看到的这么多种类的胰岛素。

（1）按胰岛素来源不同，可以将胰岛素分为动物胰岛素和人胰岛素。动物胰岛素就是科学家最早获得的胰岛素制剂，主要来源于猪和牛的胰腺。由于抗原抗体反应等问题，动物胰岛素目前已较少使用。后来科学家认识了人胰岛素的分子结构以后，随着基因重组DNA技术的发展，在实验室合成了重组人胰岛素。重组人胰岛素的分子结构与人体胰岛素分子结构完全相同。由于重组人胰岛素的药代动力学特点，注射时可能存在使用不方便等问题（如某些胰岛素必须在餐前30分钟注射），科学家改变了胰岛素的分子结构合成了胰岛素类似物（即"和胰岛素分子结构类似"的意思），胰岛素类似物的作用时间更加灵活，满足了不同的临床需要。

（2）根据胰岛素作用时间不同，可以将胰岛素分为短效胰岛素、中效胰岛素、长效胰岛素和预混胰岛素。短效胰岛素起效时间快，但持续时间较短，每天需多次注射（通常是在餐前），主要用来控制餐后血糖。最先使用

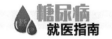

的短效胰岛素主要指重组人胰岛素 R，须在餐前 30 分钟注射。随后合成的速效胰岛素类似物主要包括门冬胰岛素、赖脯胰岛素和谷赖胰岛素，可以在餐前即刻注射。它们也主要用于控制餐后血糖，也归为短效胰岛素。短效胰岛素若使用不当，可能导致低血糖发生。中效胰岛素主要指重组人胰岛素 N，起效和持续时间均较短效胰岛素长，用于控制基础（空腹）血糖。目前市面上长效胰岛素（类似物）主要指地特胰岛素和甘精胰岛素，它们的作用时间更长，也用于控制基础（空腹）血糖。预混胰岛素"名如其人"——指预先混合好的胰岛素，主要是将短效胰岛素和中效胰岛素按照一定比例混合，这样可以减少某些患者每日胰岛素注射次数或符合某些特殊类型患者需要。

就像没有两片完全相同的树叶，每个糖尿病患者的病情也不是完全相同的。需要根据医生建议合理选择不同类型降糖方案，包括不同类型胰岛素治疗。了解胰岛素种类的不同意义在于：首先，自己不能用错胰岛素，不同类型胰岛素作用时间可能完全不同，用错胰岛素可能造成血糖过低或过高甚至导致严重后果；其次，一个患者的胰岛素方案不能轻易套用在其他患者身上，需要根据病情及医嘱合理用药，切勿盲目。

52. 胰岛素需要每日注射几次？

不同类型胰岛素使用的目的、使用时间及使用频率是不同的。

人体胰岛素分泌模式有两种：基础状态胰岛素分泌和餐时状态胰岛素分泌。基础状态胰岛素分泌可以使患者非进餐状态血糖维持在一个正常水平，如维持空腹血糖稳定。而餐时状态胰岛素分泌主要维持人体进餐后的血糖在正常范围内。如果一日三餐，正常情况餐时胰岛素就有三次分泌高峰，每一次餐时胰岛素分泌都可以平衡进餐带来的血糖波动。糖尿病患者启动胰岛素治疗时，根据不同胰岛素起效和作用时间不同，各种胰岛素有不同作用。如前所述，我们可以用中效或长效胰岛素控制基础血糖（空腹血糖），短效胰岛素控制餐后血糖。我们可以把胰岛素和血糖简单对应起来：

基础胰岛素分泌→基础血糖（空腹血糖）→需中效或长效胰岛素控制

早餐时胰岛素分泌→早餐后血糖→需短效胰岛素控制

中餐时胰岛素分泌→中餐后血糖→需短效胰岛素控制

晚餐时胰岛素分泌→晚餐后血糖→需短效胰岛素控制

糖尿病患者由于疾病本身及生活方式等原因，可能表现为空腹血糖升高为主或餐后血糖升高为主。其中餐后血糖升高根据三餐不同又有不同的组合形式，三餐后血糖都高可能是最常见的情况。我们监测和描述的餐后血糖主要指餐后2小时血糖。

经典1型糖尿病患者由于体内完全缺乏胰岛素，为了使血糖平稳，胰岛素治疗时需要模拟上述胰岛素分泌模式。需要有胰岛素分别用于控制基础血糖（空腹血糖）、早餐后血糖、中餐后血糖和晚餐后血糖，所以需每天多次胰岛素注射，根据所选胰岛素不同，可能每日共需注射4~5次。其他类型糖尿病患者根据血糖升高的类型不同 [如有些患者以空腹血糖升高为主，有些患者早餐后和（或）晚餐后血糖难以控制]，可能每日共需注射1~4次胰岛素。

预混胰岛素把短效和中效胰岛素按一定比例混合，兼顾控制基础血糖（空腹血糖）和餐后血糖，可以每日1~3次注射。注射次数也是根据患者病情而不同。

胰岛素的选择需要掌握丰富的医学知识，建议患者在听取医生建议后，根据自己的实际情况及对胰岛素的认识，共同商议决定胰岛素治疗方式。

53. 胰岛素有哪些不良反应？

（1）低血糖反应：胰岛素最重要的不良反应之一就是可以导致低血糖发作。低血糖发作时患者可出现心悸、出汗、饥饿感、焦虑等症状，严重时甚至发生意识障碍甚至昏迷，需要紧急处理。未按时进食或进食过少、运动量太大、大量饮酒等情况可能诱导使用胰岛素的糖尿病患者出现低血糖反应。所以这部分患者手边应常备糖类食品（如糖果、饼干），低血糖时可以食用。生活方式应尽量规律，如遇特殊情况应及时减少胰岛素剂量，避免低血糖发生。严重低血糖发作时应紧急就医。

（2）体重增加：胰岛素能促进体内脂肪、蛋白质的合成和贮藏。某些糖尿病患者在未接受胰岛素治疗前，由于葡萄糖利用障碍，出现明显体重减轻。使用胰岛素治疗后，体重恢复。如若此时未配合适当饮食和运动干预，长期胰岛素治疗有使体重增加的倾向。另外，有些糖尿病患者严格控制血糖使低血糖频繁发作，患者进食量增加也会使体重增加。所以，"管住嘴、迈

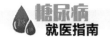

开腿"，同时避免低血糖发作，有助于维持体重稳定。

（3）过敏反应：胰岛素本身及制剂中包含的添加成分等可能引起过敏，表现为注射部位出现红色斑疹、瘙痒等，严重时可能全身皮疹、呼吸困难甚至出现过敏性休克。局部过敏反应大部分会自行缓解，若过敏无法缓解可考虑更换其他类型或厂家胰岛素治疗。严重过敏反应必须紧急就医。

（4）视物模糊：有些糖尿病患者长期血糖控制不佳，使用胰岛素血糖下降后突然觉得视物模糊，这是胰岛素导致的吗？视力会恢复吗？严格说来视物模糊并非胰岛素的不良反应。血糖下降导致晶状体屈光改变，所以短期内会出现视物模糊。待机体适应后视物模糊会自行缓解，所以不必担心。

（5）水肿：部分患者可能出现水肿，程度一般较轻，多可自行缓解。

54．什么是胰岛素笔？什么是胰岛素泵？

（1）胰岛素笔：是一种胰岛素注射工具，配合胰岛素笔芯及针头，就可以完成胰岛素注射。目前市面上有多家公司生产胰岛素笔，这些公司生产的胰岛素笔一般必须与各自品牌的胰岛素配套应用。目前胰岛素笔有两种：一种就像圆珠笔的笔套一样，只需要更换笔芯就能反复使用；另一种为一次性胰岛素笔，材质略为简单，其内预充有胰岛素，当胰岛素使用完后即可丢弃，这种胰岛素笔常被称为"胰岛素特充"。即胰岛素特充＝胰岛素笔芯＋一次性胰岛素笔。

（2）胰岛素泵：又被称为持续皮下胰岛素输注装置，也是一种胰岛素注射工具。胰岛素泵能在全天内控制短效胰岛素以小剂量持续输注，并能提供餐前大剂量输注，可以更好模拟正常生理性胰岛素分泌模式，这是它最大的优点。它可 24 小时通过极细的针头输注胰岛素，免去患者一天多次注射的痛苦。也正因如此，有些患者认为 24 小时佩戴不甚方便。其实胰岛素泵大小如"BB 机"，重量小于 100 g，佩戴方便，洗澡时可以分离，日常生活是不大受影响的。胰岛素泵主要用于 1 型糖尿病患者，血糖控制不佳的 2 型糖尿病、妊娠期糖尿病、围术期高血糖等亦可使用。

55．1 型糖尿病患者使用胰岛素有哪些注意事项？

（1）由于 1 型糖尿病患者体内胰岛素绝对缺乏，有自发糖尿病酮症、酮症酸中毒倾向。切勿随意自行停止胰岛素使用，以免诱发糖尿病酮症酸中毒等严重急性并发症。

（2）1型糖尿病患者需一天4～5次胰岛素注射或使用胰岛素泵治疗，这是由其病理特点决定的。虽然可能不方便，但已是目前最好的、最常用的治疗方案。成年人或年龄较大的未成年人还可以坚持每日多次注射，而对于年龄较小的1型糖尿病患者，自己注射胰岛素较为困难，此时使用胰岛素泵更加合适。另外，患儿由于生长发育等因素可能需要每日多次加餐，胰岛素泵能尽可能维持血糖稳定又不增加患儿胰岛素注射次数（如在患儿加餐时追加小剂量胰岛素），较易被患儿接受。

（3）青春期糖尿病患者为维持正常生长发育，应保证足够的能量摄入，此时应该适当增加胰岛素剂量。另外，由于该时期患者体内生长激素等升血糖激素分泌增多，应适当增加胰岛素剂量。青春期患者的血糖较青春期前往往明显升高且波动较大，此时应加强血糖监测，维持血糖在正常范围。

（4）由于1型糖尿病患者需长期胰岛素治疗，应尤其注意避免低血糖的发生。尤其1型糖尿病患儿，处于生长发育时期活动量较大，更易诱发低血糖发生。应加强自我血糖监测，根据血糖情况及时增加或减少胰岛素剂量，手边常备糖果以备低血糖时食用。

56. 老年糖尿病患者使用胰岛素有哪些注意事项？

（1）老年糖尿病患者注射胰岛素的常见问题有：①学习胰岛素注射可能较为困难；②由于看不清或其他原因调错胰岛素注射剂量；③遗忘自己是否已经注射了胰岛素，漏打或是多打胰岛素；④自己购买胰岛素没有认清正确类型，不适当地注射了错误的胰岛素。如有可能，老年糖尿病患者在注射时应该得到帮助。

（2）老年患者注射胰岛素时应尤其避免低血糖的发生。胃肠道疾病导致进食减少、错误地使用胰岛素等情况，尤其合并肝肾功能不良时，均可诱发低血糖发生。老年糖尿病患者往往病程较长，若患者长期反复发作低血糖，机体对低血糖的反应性会降低，即使发生了低血糖，患者可能也没有症状，这是相当危险的。尤其夜间低血糖发作时，患者和家属均在睡眠当中，甚至患者发生低血糖昏迷可能也不能引起家属注意，错过了抢救最佳时机。所以，

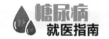
老年患者血糖不宜控制过于严格，注射胰岛素时应注意加强血糖监测，勤测睡前血糖，必要时加测夜间血糖，避免低血糖发生。

57. 妊娠期使用胰岛素有哪些注意事项？

目前为止，胰岛素仍是妊娠期间控制血糖唯一安全有效的药物。目前市面上可用于妊娠期的胰岛素制剂未被证实可通过胎盘。其他口服降糖药（包括二甲双胍）能否用于妊娠妇女仍然缺乏长期大规模研究数据支持。糖尿病合并妊娠患者，尤其 1 型糖尿病，在妊娠早期由于胰岛素敏感性增加，胰岛素作用加强，低血糖发生风险增高，应当适当减少胰岛素剂量。到妊娠中期，胰岛素敏感性迅速下降，患者可能经历空腹血糖较易控制而餐后血糖难以控制。到妊娠晚期，胰岛素敏感性趋于平稳，胰岛素剂量可能不会有太大调整。妊娠期妇女使用胰岛素控制血糖时，应注意使孕期体重应合理增加，尤其 2 型糖尿病合并妊娠或体型肥胖的患者。另外，血糖监测、适当饮食及活动干预对于妊娠的糖尿病患者也是至关重要的。

58. 哪些因素影响胰岛素的注射剂量？

（1）进食量：某餐进食较多时可适当增加胰岛素剂量，某餐进食量较少时应适当减少胰岛素剂量。

（2）体力活动：较平时体力活动大时应适当减少胰岛素剂量，以免发生低血糖。

（3）感染、围术期、紧张等应激情况时胰岛素剂量可能需要增加。

（4）产生胰岛素抗体时，胰岛素往往需要加量。

（5）体重增加：肥胖患者对胰岛素不敏感，胰岛素剂量可能需增加。

（6）妊娠：妊娠早期胰岛素敏感性增加，1 型糖尿病患者胰岛素剂量可能需要减少。在妊娠中晚期胰岛素敏感性下降，胰岛素的剂量可能增加。

59. 糖尿病合并高血压患者的治疗有哪些注意事项？

（1）动脉粥样硬化性心血管疾病（ASCVD）是糖尿病患者死亡的主要原因，高血压是 ASCVD 的主要危险因素之一，常与 2 型糖尿病合并存在。因此，糖尿病患者应注意监测血压，及时发现高血压疾病并进行相应降压治疗。

（2）对于大多数糖尿病患者，目前推荐降压治疗目标是＜140/90 mmHg。对于有微量或大量白蛋白尿及心血管疾病高危因素（如吸烟、高脂血症等）的患者，降压治疗目标应更加严格，目前推荐＜130/80 mmHg。但注意老年患者舒张压（就是低的那一个值）不应太低，应控制在＞60 mmHg。

（3）糖尿病患者降压治疗药物的选择主要根据蛋白尿的情况、是否合并心血管疾病及其危险因素、有无慢性肾脏病（CKD）及CKD分期、有无心力衰竭、有无心血管保护作用等情况综合考虑，并且要考虑每种降压药物的不良反应。有时为了达到降压目标，一种降压药物不能使血压达标，可能需要同时使用两种或三种不同类型降压药物。具体降压方案应根据血压及其他情况综合考虑。随着更多研究的深入，降压目标及降压方案可能有所更新，患者应在医生的指导下合理降压，切忌随意用药，"人云亦云"。

60. 糖尿病患者都需要使用他汀类药物保护心血管吗？

他汀类药物原本是一类降脂药。有患者可能会问："我的血脂不高为什么还要降脂治疗？"首先，糖尿病患者的降脂目标和非糖尿病患者是不同的，所以即使常规血脂化验单上表明血脂正常（即没有异常标志），也不能说明血脂达标；其次对于糖尿病患者，他汀类药物可以带来明确的心血管获益，即使治疗前血脂在正常范围，使用他汀类仍可以减少不良心血管事件发生。所以国内外最新指南均推荐有动脉粥样硬化性心血管疾病（ASCVD）或其危险因素的糖尿病患者使用他汀治疗。ASCVD主要指急性冠脉综合征、稳定性冠心病、血运重建术后、缺血性卒中、短暂性脑缺血发作、外周动脉粥样硬化病等。ASCVD危险因素主要指白蛋白尿、吸烟、血脂异常、高血压、慢性肾脏病等。对于年龄较轻且不合并ASCVD及其危险因素的糖尿病患者，不推荐使用他汀类治疗。使用他汀类药物应注意定期监测血脂、肝功能及肌酶，注意药物不良反应。

61. 他汀类药物会升高血糖吗？糖尿病患者能吃吗？

有患者听说他汀类药物可能使血糖升高从而不敢使用，其实比起使血糖稍升高，他汀类药物对心血管的保护作用更大。我们降低血糖的目的之一也

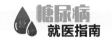
是保护心血管，减少心血管危险事件的发生。所以，对于他汀类药物，该使用时就要使用，不要"因噎废食"。

62. 微量元素铬在糖代谢中的作用机制是什么？

铬是一种具有多种原子价的元素，三价铬是人体必需的微量元素，在正常的糖代谢和脂代谢中具有重要的作用。三价铬通过形成"葡萄糖耐量因子"或其他有机铬化合物，同胰岛素发挥作用，并体现其生理功能。

缺铬的标志症状是糖耐量异常。铬与糖耐量的程度有关。有低血糖、高血糖和成年性糖尿病都对补铬敏感。糖耐量随年龄增长而降低，铬量也随年龄增长而降低。有试验多次证明，适量补铬可改善葡萄糖耐量。

63. 哪些人需要补充微量元素铬？

由于工业化的种植养殖方式，使得动植物从自然界中富集的微量元素铬的含量大大降低，最终导致人类从这些动植物食物中摄取到的铬的量不足，这是现代人类缺铬的原因之一。

一般人体内的铬含量随着年龄的增长而逐渐减少，因此老年人对铬的需求量更高。当铬随年龄增长而降低时，糖耐量也随年龄的增长而降低。老年人易患糖尿病可能与此有关。人的老化主要是从心血管老化开始的，只要体内铬保持在正常水平，脂肪、胆固醇代谢也就能维持正常，心血管老化的速度就会大大减慢。调查发现，90多岁的老人血液里胆固醇正常，心血管仍维持在中青年时的水平者不乏其人。

缺铬影响糖代谢和脂肪代谢，肥胖病与铬有密切关系。铬参与脂肪代谢，增加胆固醇的分解和排泄。铬还能提高SOD，GSH-Px酶活性，防止胆固醇氧化，保护心肌细胞膜正常功能，对肥胖危害有一定的防治作用。

64. 肉桂补充剂对2型糖尿病患者有何作用？

肉桂补充剂可改善2型糖尿病患者的心脏代谢特征，使体重指数、血糖和血脂状况得以明显改善。肉桂治疗糖尿病作用已通过临床实践及现代药理研究的证明，其作用已得到中外学者的普遍认可。肉桂的降血糖作用被认为是不同的机制，肉桂中的桂皮醛激活胰岛素受体激酶，抑制胰岛素受体去磷酸化，从而提高胰岛素敏感性。肉桂还被用来抑制糖原合成酶激酶 −3，这导致葡萄糖摄取增加。

65. 酵母铬对糖尿病患者有何作用？

酵母是人类利用最早、最广泛的纯天然营养型微生物，也是天然的营养宝藏和理想的生物载体。酵母铬是将酵母细胞培养在含三价铬的培养基中，通过生物转化将无机铬转变成有机铬，提高铬在机体内的吸收利用率，更好地发挥其调节血糖、降脂及降胆固醇的作用。

66. 糖尿病合并肾脏疾病的患者治疗方案有哪些注意事项？

（1）在发达国家，糖尿病肾病是导致终末期肾脏疾病的首要原因，也就是说发达国家大部分需要透析治疗的肾病是糖尿病肾病。在我国，由于人民生活水平提高，也有这一流行倾向。所以糖尿病肾病应得到重视并积极治疗。

（2）降糖治疗：积极降糖治疗可以延缓糖尿病肾病进程，但注意血糖不宜控制过低。肾功能不全患者由于胰岛素代谢时间延长及肾糖原分解减少，容易发生低血糖。强化降糖方案可能会导致糖尿病肾病患者发生低血糖等不良反应，所以糖化血红蛋白不宜控制过低。另外，部分患者担心"二甲双胍伤肾"而拒绝使用二甲双胍降糖治疗，其实这种盲目担心是没有科学根据的。许多口服药物（包括二甲双胍）在严重肾脏疾病时都不建议使用，所以二甲双胍并没有"独特的伤肾作用"。医生会根据患者肾小球滤过率选择是否可以用二甲双胍及其他口服药降糖。

（3）降压治疗：目前，患者有白蛋白尿的情况下，推荐首选血管紧张素转换酶抑制药（ACEI）或血管紧张素受体阻滞药（ARB）类药物降压治疗。如果血压控制不理想则加用其他类型口服药降压治疗。

（4）慢性肾脏病患者用药时一定要考虑肾功能情况，根据肾功能合理使用及调整药物剂量，以免加重肾脏负担。

67. 为什么血压正常但是医生还给开降压药？

部分血压正常但有蛋白尿的糖尿病患者被医生处方了 ACEI 或 ARB 类

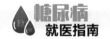

降压药物，觉得奇怪。这类药物不是降压用的吗？为什么我血压正常也要吃呢？原来这类药物除了降压还可以延缓蛋白尿和肾脏病进展，保护心血管。所以合并蛋白尿的糖尿病患者即使血压正常也推荐口服 ACEI 或 ARB 类药物。注意根据肾功能调整药物剂量。

（乐　岭　王智明　闵　洁）

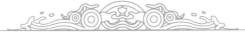

第六部分
糖尿病的预防

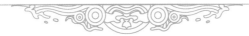

1. 什么是糖尿病的一级预防？

糖尿病的三级预防主要内容包括：

（1）避免普通人成为糖尿病的高危人群甚至发生糖尿病。

（2）及早发现并有效治疗糖尿病，减少各种并发症的发生。

（3）减少糖尿病的致残率和病死率。

其中，糖尿病的一级预防主要指的是：第一，对普通人群进行糖尿病的知识宣教，让大众了解糖尿病的定义、症状、体征、常见的并发症及危险因素，通过改善生活方式，提倡健康行为，如合理饮食、适量运动、戒烟限酒、心理平衡，以及注意定期检查，这些都是早期防控糖尿病的主要手段；第二，对于易患糖尿病的人群，采取生活方式干预甚至一些药物治疗，改变和减少不利的环境和行为因素，使这类人群不患糖尿病。

2. 哪些人易患糖尿病？

糖尿病的病因至今尚未完全明确，但多年来的研究显示，糖尿病与遗传密切相关，同时，包括肥胖、体力活动减少、氧化应激等因素被认为是糖尿病的触发因素。所以，当出现以下情况时，应进行检查：①体重减轻找不到原因，而食欲正常者；②妇女分娩巨大儿，体重大于 4 kg 者；③有过妊娠糖尿病、羊水过多、胎死宫内者；④年龄超过 45 岁，体重指数 ≥ 24 或体重超过标准体重 15% 以上，特别是腹型肥胖者；⑤有糖尿病家族史者；⑥有

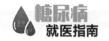

高血压、高血脂、高尿酸及反应性低血糖者；⑦有肢体溃疡持久不愈、反复皮肤感染、视力减退及下肢疼痛或感觉异常而找不到原因者。

3. 如何预防高危人群转为糖尿病？

所谓高危人群，简单地说就是容易发生糖尿病的人群。如前所述的这几种人都是很容易发生糖尿病的，对这些人要特别重视糖尿病的一级预防，其具体措施包括：控制饮食、增加运动以及定期检查。目前在糖尿病的诊断标准中，规定了一个处于正常与糖尿病血糖水平中间的时期，其血糖水平高于正常值，但尚未达到糖尿病的诊断标准，这一时期被称为糖尿病前期。国内外的多项研究已经证实，通过生活方式干预，可以使糖尿病的发病风险显著降低。如果已经出现了糖耐量异常等糖尿病前期的情况，部分患者可以通过饮食和运动，使血糖恢复正常。如果仍不能达到正常血糖，可以考虑结合药物治疗，如二甲双胍或阿卡波糖，也可以推迟一部分人发展成糖尿病的时间。

4. 如何进行生活方式干预？

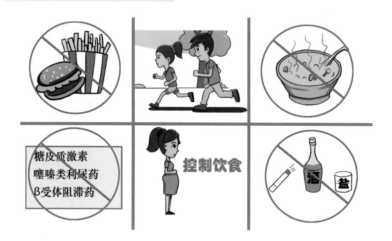

生活方式干预是糖尿病一级预防的核心内容，其具体的方法有：①避免高脂肪饮食，以减轻肥胖或超重，达到标准体重。②增加体力活动，保持良好的体育锻炼习惯。③控制饮食总热量，既维持生理需要，又有合理的营养物质比例。主食以非精制面粉和含麸皮等可溶性纤维素的谷类为主，脂肪以植物油为宜，少吃动物脂肪，多吃蔬菜。④避免或减少使用对糖代谢不利的药物，如糖皮质激素、噻嗪类利尿药、β受体阻滞药等。⑤患妊娠期糖尿病或糖耐量异常的妇女，其子女以后容易患肥胖和糖尿病，因此需要控制孕妇饮食，必要时应使用胰岛素治疗，孩子也要注意饮食，有节控制体重，避免肥胖。⑥戒烟限酒，少吃盐。

5. 糖尿病能不能根治？

作为糖尿病患者，渴望自己的病情能够得到根治，这种心情是可以理解的。像其他很多疾病一样，糖尿病早晚也会有被治愈的一天。但是到目前为止，我们不得不遗憾地说，糖尿病还没有办法根治。也就是说人一旦得了糖尿病，暂时是没有可能治愈的。如果有人说现在就能根治糖尿病，无论他使用的中药、西药、保健品或者任何治疗手段，要么是吹牛骗人，要么是假药害人。糖尿病患者一定要擦亮眼睛，不能轻易终止正规治疗，以免造成病情加重。有些糖尿病患者的血糖并不很高，经过一段正规治疗，特别是经过严格的生活方式干预后，血糖可以降至正常，甚至不服药血糖也可以维持在正常范围，但这并不意味着糖尿病已被治愈，如果放松治疗，高血糖就会卷土重来。所以糖尿病患者要做好打持久战的思想准备，长期坚持饮食、运动控制和糖尿病监测，必要时采用药物治疗，使血糖始终控制在满意的水平，这样就可以获得与非糖尿病者一样的高质量的生活和等同的寿命。

6. 何为糖尿病二级预防？其内容是什么？

疾病的二级预防又称"三早"预防，即早发现、早诊断、早治疗，是为了防止或延缓疾病进展而采取的诊疗措施。由于许多慢性疾病如糖尿病、高血压等致病因素繁多，病因尚不完全清楚，要完全做到一级预防是不可能的。但通过流行病学普查、疾病筛检、定期健康体检做到早发现、早诊断并给予合理的早期治疗是预防慢性疾病并发症的有效途径。糖尿病二级预防就是要早期筛查出糖耐量异常（IGT）和无症状的糖尿病患者，并给予早期干预治疗，以防止或延缓糖尿病并发症的发生。

糖尿病的二级预防内容大致包括以下几个方面。

（1）建立以社区为中心的慢病防控网络体系，对社区25岁以上人群进

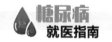

行正规的糖尿病筛查，以早期发现和诊断糖耐量异常和糖尿病患者。

（2）对发现的糖耐量异常患者进行必要干预治疗，包括饮食和运动等生活方式干预、适当药物使用等，努力使糖耐量异常患者的糖耐量恢复正常或延缓其进展到糖尿病。

（3）对早期发现的糖尿病患者进行规范化综合治疗，避免或延缓其并发症的发生，包括饮食控制、运动、糖尿病健康教育、血糖监测和糖尿病药物治疗。

（4）处理与糖尿病共存的危险因素如高血压、高脂血症、微量白蛋白尿、吸烟等。

7. 为什么糖尿病的早期诊断非常重要？

1 型糖尿病因为胰岛素绝对缺乏，患者通常有明显的"三多一少"症状，如果不能及时处理甚至危及生命，容易被早期诊断。然而，现实生活中 90% 以上是 2 型糖尿病患者，通常表现为胰岛素的相对不足或胰岛素抵抗，早期的 2 型糖尿病患者可以保持多年无症状而不被诊断。流行病学调查显示，2 型糖尿病从发生到临床诊断平均需要 7 年时间，这主要与人群对糖尿病的认知水平及社会公共卫生的慢性疾病防控不力有关。研究表明，就算是糖耐量异常的患者其心血管事件发病风险也明显升高，而糖尿病诊断之时约 20% 的患者已出现视网膜病变、18% 的患者出现心脏电生理改变，早期诊断和治疗可减少 65% 的增生性糖尿病视网膜病变。由此可见，糖尿病早期诊断非常重要，通过及时处理高血糖及相关的危险因素，能明显减少糖尿病并发症的发生，这也是糖尿病二级预防的重要内容。

8. 如何早期诊断糖耐量异常和无症状糖尿病患者？

糖耐量异常包括空腹血糖受损（空腹血糖超过正常血糖值上限而又未达到诊断糖尿病标准的状况）是介于正常人和糖尿病患者之间的糖尿病前期状态，此类人群其心血管发病风险是增加的，也有进一步发展为糖尿病的可能，糖尿病二级预防就是要及时诊断出这些患者及尚无症状的糖尿病患者。

从社会层面上讲，建立慢病防控网络体系，对社区 25 岁以上人群进行正规的糖尿病筛查是一项系统工程，需要政府部门的政策制定和切实推行。

就个人而言，应建立良好的保健观念，每年均应健康体检，及早发现异常，特别是那些有糖尿病家族史的人群、肥胖人群、不良生活方式人群、各方面压力较大人群等糖尿病高危人群。需要注意的是，许多人认为体检空腹血糖正常就可排除糖尿病，餐后血糖常常被忽视，其实这也是一个误区。有许多研究表明，单纯检查空腹血糖可导致 50% 以上的糖尿病患者被漏诊。因此，体检时检测餐后 2 小时血糖对早期诊断糖尿病也是十分重要的。对于高危人群和血糖、糖化血红蛋白可疑的人群均应行口服 75 g 葡萄糖耐量试验（OGTT），及早诊断出糖耐量异常和无症状糖尿病患者。OGTT 应尽量规范，通常在不限制饮食和正常体能活动 2 ~ 3 天后清晨进行。做 OGTT 前要避免特意限食，试验前 3 天每日进食糖类不少于 200 g，避免影响糖代谢的药物和乙醇摄入，试验期间禁止吸烟。隔夜空腹 8 小时（可以饮水）后清晨采集空腹血标本，受试者服用含 75 g 葡萄糖（可以是 82.5 g 的一水葡萄糖粉或 50% 的葡萄糖液）的水溶液 250 ~ 300 ml，5 分钟内饮完，从服糖时的第一口开始计时，分别于 30 分钟、60 分钟、120 分钟、180 分钟取血测定血糖。简易的 OGTT 可以只取空腹血和服糖后 2 小时血测定血糖则基本可确立诊断。

通过 OGTT 我们最终可以将筛查人群区分为三类：正常人群、糖尿病前期（包括糖耐量异常、空腹血糖受损）人群、糖尿病人群。其中糖尿病前期人群是进一步发展为糖尿病的高危人群，早期诊断及干预有可能阻止或延缓其发展为糖尿病。为此，我们应对这三类人群的基本诊断标准有一个初步了解。

需要注意的是，美国等西方国家已经将糖化血红蛋白 ≥ 6.5% 作为糖尿病的诊断标准，在我国由于多种原因，目前糖化血红蛋白尚未纳入糖尿病诊断标准。但糖化血红蛋白 ≥ 6.5% 通常高度提示患者糖尿病的可能，应进一步行 OGTT 进行确诊。

表 6-1 糖尿病及糖尿病前期的诊断

检测指标	糖尿病	糖尿病前期
空腹血糖（mmol/L）	≥ 7.0	6.1 ~ 7.0 空腹血糖受损
75 g 葡萄糖耐量试验（2 小时，mmol/L）	≥ 11.1	7.8 ~ 11.1 糖耐量异常
随机血糖（mmol/L）	≥ 11.1	

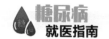

9. 糖尿病患者如何进行自我血糖监测？

糖尿病患者利用便携式血糖仪可连续多日或一日多次进行血糖自我监测，为调整降糖药物剂量提供依据，是糖尿病良好控制的保证。血糖监测的频率要视病情因人而异，遵循个体化原则。一般来讲，对于使用胰岛素泵或强化胰岛素治疗的初始阶段及血糖控制不稳定的患者，应监测空腹血糖、餐前及餐后 2 小时血糖、睡前血糖及凌晨 3 点血糖；对于血糖控制平稳的患者，可每周在不同时间点测几次血糖，凑够一个完整的序列（空腹、三餐后 2 小时），以了解总体血糖控制情况；对有低血糖发作或低血糖反应迟钝的患者，则每天至少应测 4 次以上的血糖，以便及早发现低血糖，为治疗方案的修正提供依据；而夜间容易发生低血糖或早晨空腹血糖始终难以控制的患者，应注意加测睡前及凌晨 3 点血糖以进一步明确原因。然而，我国目前血糖监测的总体情况很不乐观，大部分患者 1 个月只监测数次血糖或根本就不监测血糖，导致患者血糖长期得不到有效控制。因此，全面提高患者对血糖监测重要性的认识势在必行。政府也要相应调整医保政策，将血糖试纸纳入医保报销范畴，在经济成本上减少患者的顾虑。

另外，在自我血糖监测过程中，还要注意血糖仪的选择和血糖测试的正确方法以避免误差。目前市场上血糖仪品牌繁多，良莠不齐，进口品牌如强生、罗氏、拜耳等价格较贵，但准确性较高；国产品牌如三诺、鱼跃等价格较为便宜，准确性也基本可满足要求。需要注意的是，有些血糖仪需要调校仪器代码与所采用的试纸代码相同，否则会出现错误的结果。好在目前大部分血糖仪已使用免调码技术，避免了这些额外操作。为保证血糖仪的准确度，血糖仪应定期进行校正，定期清洁和保养；试纸要密封，避免受潮。在测试过程中需注意采血要足够，避免挤出血液。部分血糖仪有血细胞比容的限制，贫血患者由于血细胞比容降低可能不适合此种血糖仪检测。建议患者购买血糖仪后要认真阅读使用说明书，掌握正确的测试方法，出现可疑情况时及时咨询专科医师解决。

10. 对早期诊断的糖尿病或糖尿病前期人群有哪些治疗措施？

对已经诊断的糖尿病或糖尿病前期人群应采取综合性治疗措施。通常我们把这些综合措施比喻为五驾马车：控制饮食、合理运动、糖尿病健康教育、血糖监测、药物治疗。这些都需要专业医务人员的指导，特别是糖尿病治疗药物，要接受专科医师的指导，不能随意自行购买广告药物或中成药。除了针对降糖治疗外，我们还应对共同存在的其他危险因素加以处理，如降压、调脂、控制蛋白尿、戒烟限酒等。

11. 有什么方法可以预防糖尿病前期人群发展到糖尿病吗?

糖尿病前期人群罹患糖尿病的风险较高，其发生心血管疾病的风险也明显升高，如何预防其发展为糖尿病是一个广为关注的问题。目前各国的糖尿病指南尚未推荐具体的药物用于糖尿病的预防。尽管如此，糖尿病前期人群改善不良的生活方式，合理饮食、适当运动对延缓其发展为糖尿病是十分重要的。同时，也有较多的临床试验已经观察到二甲双胍、阿卡波糖在糖尿病前期人群中使用可降低心血管风险，可能阻止或延缓糖尿病的发生。我们期待更多的临床试验加以证实。

12. 强化降糖在糖尿病治疗中有什么重要意义?

具有里程碑意义的 2 项研究 DCCT（针对 1 型糖尿病）和 UKPDS（针对 2 型糖尿病）已经证明，强化降糖治疗可显著降低糖尿病相关的微血管和大血管并发症的发生风险。同时，高血糖长期得不到有效控制还会产生永久性危害，即使随后血糖改善也不能避免糖尿病并发症的发展，即所谓的"高血糖记忆效应"。因此，不管是使用胰岛素还是口服降糖药物强化降糖，控制血糖达标（HbA1c 在 7% 以下）是我们追求的目标，但同时也要避免低血糖的发生。

13. 糖尿病合并高血压怎样处理?

糖尿病合并高血压非常普遍，2 型糖尿病者高血压患病率是非糖尿病者的 2～3 倍，高血压是心血管疾病和糖尿病视网膜病变、糖尿病肾病的危险因素，因此早期诊断和治疗高血压是糖尿病二级预防的重要内容。由于高血压通常也和肥胖、胰岛素敏感性降低有关，生活方式改变包括减重、控制食盐摄入、减轻工作生活压力等可帮助降低血压和增加胰岛素敏感性。如果需要药物治疗，应首选 ACEI 类药物如贝那普利、ARB 类药物如厄贝沙坦、

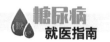

钙离子拮抗药如氨氯地平等类药物，这类药物能有效降压且不影响血糖控制，而其他药物如利尿药、β 受体阻滞药可能对血糖、血脂产生不利影响，需权衡利弊后使用。建议糖尿病高血压患者按内分泌科医师处方用药，避免短效降压药物，使用长效或缓释剂型降压药物，以达到长期平稳降压。

14. 糖尿病患者为什么要控制微量白蛋白尿?

当尿中白蛋白排泄率处于 20 ～ 200 μg/min 称为微量白蛋白尿，是糖尿病早发心血管疾病的预测因子，是糖尿病患者发生永久性蛋白尿的预测因子，也是 1 型糖尿病终末期肾病中强效的预测因子，因此，控制微量白蛋白尿对减少糖尿病并发症的发生发展具有重要意义。已有的研究表明，控制血糖和血压是有效减少糖尿病患者白蛋白排泄率和减慢糖尿病肾病进展的有效手段。常用的降压药物为 ACEI 类药物如贝那普利、ARB 类药物如厄贝沙坦，但不主张这两类药物联合使用。

15. 糖尿病患者的高脂血症如何处理?

有学者将糖尿病也称糖脂病，意思是说糖尿病在发生糖代谢异常的同时也常常发生脂代谢的异常，高脂血症在糖尿病患者中是非常普遍的。平常我们较为关注的是胆固醇、三酰甘油、高密度脂蛋白、低密度脂蛋白。增高的低密度脂蛋白、三酰甘油和降低的高密度脂蛋白与糖尿病冠状动脉粥样硬化及外周血管病变的发生密切相关。因此，糖尿病二级预防需要及早筛查出血脂异常的患者并给予合理治疗，以减少糖尿病大血管并发症的发生。然而，多数糖尿病患者只关注血糖的控制而忽视血脂的检查和处理，有些患者甚至从未监测血脂。饮食和生活方式改善是降脂治疗的首要选择，在此基础上，可使用他汀类药物如阿托伐他汀、辛伐他汀等控制高胆固醇及低密度脂蛋白，应用贝特类药物如非诺贝特、苯扎贝特等控制高三酰甘油。

16. 为什么糖尿病二级预防中戒烟非常重要?

糖尿病患者慢性并发症中最主要的是微血管并发症，而烟草中的尼古丁可进一步导致外周微血管痉挛和血管内皮损伤，加重微血管病变。有多达65% 的心血管死亡是由糖尿病和吸烟的共同作用引起的。因此，糖尿病患者戒烟可获得显著的血管获益。

17. 何为糖尿病三级预防? 其内容是什么?

疾病的三级预防又称临床预防,是疾病进入后期阶段的临床预防措施,防止伤残和促进功能恢复。糖尿病三级预防就是早期检测和治疗各种糖尿病并发症,包括预防糖尿病急性并发症如酮症酸中毒、高血糖高渗状态、低血糖等;早期筛查糖尿病慢性并发症如糖尿病视网膜病变、糖尿病肾病、糖尿病神经病变、心血管和外周血管病变等。

18. 如何早期筛查糖尿病视网膜病变?

所有糖尿病患者均有发生视网膜病变的风险,且随着病程的延长风险逐渐增加,15年以上的糖尿病患者几乎80%都可检测出视网膜病变。研究表明,糖尿病视网膜病变是30 ~ 64岁人群致盲的最常见原因。糖尿病患者如没有在早期筛查出视网膜病变,并及时获得有效的眼科治疗,失明风险将异常高企。早期检测糖尿病性黄斑病变或增生性视网膜病变,并及时给予激光光凝或(和)玻璃体视网膜手术则可避免失明的发生。对于糖尿病患者,首次确诊糖尿病时就应进行眼底检查,以后每年进行一次或根据具体情况进行眼底检查。免散瞳眼底相机的广泛使用将显著增加早期糖尿病视网膜病变的检出率。

19. 如何防治糖尿病肾病?

防治糖尿病肾病最重要的策略就是早期检测和控制糖尿病患者的微量白蛋白尿。一旦确立糖尿病肾病的诊断,就要在控制血糖和血脂的基础上,使用ACEI或ARB类药物控制共同存在的高血压,以减少蛋白尿,延缓肾功能的进一步下降。即使是血压正常的患者,使用ACEI或ARB类药物在血压可耐受的情况下,也可减慢肾功能的减退,延缓终末期肾病的发生。同时,合理的饮食对减缓肾功能减退也十分重要。糖尿病肾病应选用优质低蛋白饮食,植物蛋白应尽量减少摄入,肌酐升高者一般禁食豆制品,牛奶、鸡蛋、鱼、瘦肉等优质动物蛋白可适当食用。高磷食物如动物内脏、虾皮、壮骨粉等则要避免多吃。

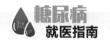

20. 如何避免糖尿病足截肢？

糖尿病足是一组糖尿病引起的足部病变，有足部组织营养障碍（溃疡或坏疽），伴有一定下肢神经或（和）血管病变，一旦处理不当，容易导致严重感染直至截肢致残。研究表明，糖尿病患者的截肢率是普通人群的 15 倍多，而 85% 的糖尿病导致的截肢通过早期的足部护理是可以预防的。因此，糖尿病足的预防比治疗更为重要。预防的关键在于通过四肢血流多普勒检测下肢血管病变、肌电图及振动觉阈值检测周围神经病变，及早筛查出糖尿病高危足，并采取充分的预防措施。

对于糖尿病高危足，应做好如下预防措施：①注意足部保养，每天用温水和无刺激性的肥皂清洗双脚，水温不要过高，洗脚后保持足部及脚趾间的干燥，足部特别干燥的患者可用护肤品来涂抹脚部。②及时修剪过长的趾甲，趾甲前端应剪平磨光，防止向内生长。如果脚上有茧子或鸡眼，千万不能用手抠或用小刀，也不要贴鸡眼膏等刺激性化学药物。③最好穿圆头、平底、软牛皮的鞋子，注意鞋子里面有无异物、线头、接缝，新鞋最好撑松，合脚了再穿，避免赤脚穿鞋。平常最好穿白色或者浅色袜子，以及时观察脚部的健康情况。④积极控制糖尿病，包括控制高血糖症和对身体肥胖者采取减轻体重的措施，预防和治疗动脉粥样硬化症，包括严格控制高脂血症、积极治疗高血压等。⑤严格戒烟，以免促使小血管痉挛而加重肢端缺血，积极预防微血管病变，可坚持小剂量服用肠溶阿司匹林等。

对于已经发生的糖尿病足，应控制血糖、局部清创换药、抗感染、改善循环、营养神经及支持治疗，患者应及早选择正规医院有经验的专科进行综合治疗，尽最大努力避免截肢致残。

（刘　赓　邓向群）

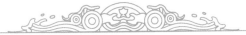

第七部分
糖尿病心理治疗

1. 糖尿病容易引发哪些心理问题?

糖尿病患者常见的心理问题包括:

（1）一般心理行为问题:一般行为问题包括由于糖尿病治疗给患者带来生活方式及饮食行为的改变,患者出现的恐惧、自我评价低、低自尊等问题。

（2）焦虑与抑郁:焦虑常发生于疾病早期,糖尿病的诊断对于患者来说是一个重大的而应急事件,患者易出现焦虑,随着病程的延长,疾病所要求的日常管理等巨大压力,抑郁症的发生率增加。

（3）进食障碍:包括神经性厌食,过度限制热量摄入,伴有过度躯体运动为临床特征。另一种为神经性贪食,以过度进食、进食后常以刺激咽喉呕吐来达到减轻体重的目的。糖尿病合并进食障碍患者易引起急性并发症,同时加速和加重糖尿病慢性并发症的发生。

（4）认知障碍:常见于儿童青少年糖尿病血糖控制不佳,可出现智力、记忆力、注意力等认知功能受损。

2. 糖尿病心理问题对疾病有何影响?

目前认为,糖尿病也是一种心身疾病,心理因素对其发生、发展、疗效、预后均起到重要作用。

（1）以抑郁症为例,临床资料显示,糖尿病患抑郁症的概率是正常人群的3倍,有1/2的糖尿病患者合并不同程度的抑郁症。糖尿病易患抑郁症

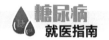
的原因有以下几点：①抑郁症的产生于脑内5-羟色胺水平下降，神经内分泌紊乱有一定关系，动物实验证明，糖尿病有类似改变，因而糖尿病患者易患抑郁症；②糖尿病本身疾病具有的特点：糖尿病自我管理包括健康的饮食、坚持不懈的运动、血糖监测、药物的使用、并发症的应对等都需要患者有高度的自我管理能力；③疾病带来的经济压力，家属支持系统不足都会导致产生较大的心理负担、情绪低落等。

（2）糖尿病合并抑郁症的危害体现在，抑郁症与糖尿病互相作用，互为因果，形成恶性循环。患上糖尿病会给患者带来沉重的精神压力和负性情绪，这些情绪不仅可影响患者对治疗的依从性，还可引起神经内分泌紊乱，抑制胰岛素分泌，并使交感神经兴奋、儿茶酚胺分泌增加，血糖升高。而血糖控制不佳反过来加重患者悲观失望的情绪，加重患者的抑郁状态，所以无论医护人员，还是患者都应重视糖尿病心理问题。

3. 对于糖尿病心理问题有何对策？

首先，要加强患者和家属的糖尿病教育包括糖尿病知识，提高患者社会支持系统的改善；其次，要提高糖尿病医护人员的认识，关注糖尿病的社会心理问题，掌握常用的心理干预方法，如心理支持、沟通技术等，早期识别高危人群及时推荐患者去接受专业的心理治疗等；再次，要建立多学科的团队管理，心理学家要参与到糖尿病的管理，针对不同的问题采用不同的干预方法，如一般行为干预、家庭支持、认知行为治疗等。除此外对于严重的心理疾病，要进行药物干预和技术干预。

4. 什么是糖尿病的心理评估？

心理评估是依据心理学的理论和方法对人的心理现状及其水平做出综合性评价、鉴定等。心理评估需综合运用观察法、访谈法、量表测验等各种心理学方法来进行。糖尿病的心理评估主要是甄别重度心理危机的糖尿病患者，同时基于相应心理评估标准，区分患者的心理反应程度并给予对应的心理干预。观察法是医务人员直接或间接观察患者个别、代表性的行为，推论其行为活动所反应的心理特征，是临床心理评估中常用的方法。访谈法是访谈者根据访谈检查表对患者提出问题，倾听患者的表述，适时回应患者的过程。而量表法则选择通用、标准的心理量表测评患者的心理状态。糖尿病相关量表包括症状评定量表例如焦虑和抑郁量表，应激与应对类评定量表，还有一些专门针对糖尿病患者的以大型研究 DAWN 为例，其中涉及的量表包括糖尿病痛苦量表、糖尿病耗竭量表、欧洲生命质量 – 五维视觉类比量表、糖尿病慢性病评估量表、糖尿病相关问题量表、糖尿病自我管理行为量表、WHO 幸福指数量表等。

5. 如何应对糖尿病的负面情绪？

（1）健身活动。

（2）放松活动。

（3）祈祷或冥想。

（4）致电朋友或与他人交谈。

（5）离开住所参与社会活动。

（6）帮助别人或参加义务劳动。

（7）做一些自己一直想做而未做的事情。

（8）写下自己的感受，写出或回忆生命中感恩或者愉快的事情。

6. 如何进行深呼吸？

深呼吸是最简单、最有效的方法来缓解紧张、焦虑的情绪。以下是深呼吸的步骤：

（1）选择空气新鲜的地方，身体直立，用鼻子慢慢地吸气，尽量把空气往胸腔吸，直到腹部鼓起来。

（2）呼气时，腹部自然回缩，通过鼻子缓慢地呼气，尽量排除肺内空气；呼气时间尽量要长。

（3）反复进行吸气、呼气，每次 3 ~ 5 分钟。

（4）保持节奏舒缓，不要强求自己；注意呼吸的深度和完全程度，并使身体放松。

7. 如何进行肌肉放松？

肌肉放松法是指体会肌肉结束紧张状态的舒适、松弛的感觉，比如热、

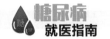

酸、软等感觉。通过经常练习肌肉放松法可以一定程度上缓解紧张和焦虑情绪，下面是手部和颈部放松法的举例。

（1）手部放松法：将手握成拳头状，尽量握紧、握紧，这时候可以感受到手有震动的现象。然后持续5～10秒，再把拳头缓缓地放开、放开，让手部的肌肉尽量放松。在拳头紧握的时候，集中你的注意力体验肌肉放松的感觉。

（2）颈部放松法：颈部放松分为前后两部分，首先将头尽量往后仰，让后颈部的肌肉出现紧张的状态，持续5～10秒，然后让头缓慢回归到正常、正中、自然的位置，让后颈部的肌肉慢慢放松。下一步练习前颈肌肉的松紧，把头尽量往胸部垂下，让下颚尽量接近胸前，持续这种紧张的状态10秒，在缓缓把头抬至正常、正中、自然的位置，感受松弛的感觉约10秒。

8. 什么是正念冥想？

正念源自东方佛学，指的是如实地觉察，最近30年，正念被广泛应用于心理学与医学领域，大量研究表明，包含正念成分的心理疗法能有效治疗情绪障碍（比如焦虑、抑郁症等），也能有效帮助癌症等严重疾病患者调节情绪和睡眠，促进康复。正念基本上来说有三大要素：有意识地觉察、专注于当下、不主观评判。经常练习正念冥想，有利于身心的健康。

9. 如何进行压力分解和转移注意法？

压力分解法是将自己的感想写出来，一方面，书写能够减少很多压力；另一方面，把看似难以解决的问题分别列出来，并找到合适的解决办法，提高自信心，缓解问题引发的负面情绪，具体步骤如下。

（1）把引起自身负面情绪的原因用笔写下来。

（2）按照其对自身的影响程度用一、二、三、四排列开来。

（3）逐条寻找解决方法。

转移注意法是指通过一些活动例如看一场电影或者读一些小说等让人在不经意间释放压力、紧张等负面情绪。具体做法如下：暂时忘记不愉快的事，将生活中暂时得不到解决的烦恼事情先搁置下来，做一些有把握的事，如看电视、小说、户外运动等，等到情绪好转了再回来处理困难的事。

10. 什么是糖尿病的心理治疗?

心理治疗是通过沟通来处理精神疾患、行为适应不良和其他情绪问题的各种形式的治疗。糖尿病的心理治疗包括:①非精神病患者出现的各种复杂的心理反应。主要采用的心理支持疗法、松弛疗法、生物反馈疗法、行为疗法等改善患者的焦虑、抑郁等主观症状和躯体化问题,促进健康恢复。②与糖尿病有关的贪食症、厌食症、性行为障碍等,选择认知行为矫正疗法、正强化法等行为疗法。③因为患糖尿病而出现的社会适应不良包括自卑、自责、自伤、攻击、退缩等心理和躯体症状,采用支持疗法、应对技巧训练、环境控制等可助其摆脱困境。如果一旦确诊为精神病,应转介到专业的精神病院进行专业治疗。

11. 心理咨询与心理治疗有哪些常用理论及技术?

心理咨询和心理治疗的理论基础常见有以下5种,分别是精神分析理论、家庭治疗理论、行为主义理论、认知理论及人本主义理论,各理论有其自己的理论体系和技术要领。人本主义关注情感的心理维度,重视人的自由与责任,强调成长和自我实现的趋势,咨询师通过真诚的关系让来访者体验基本需要,达到自我认识、自我理解、自我实现。行为主义关注行为,认为人的行为是通过强化或观察学习可以消退也可以再建,咨询师首先鉴别问题行为,通过创造学习的条件和发展策略帮助获得新行为并巩固,同时减少问题行为。认知主义关注心理维度的认知,认为人的思维过程和思维方式决定情感和行为,所以认知的改变能改变情感和行为。咨询师帮助来访者探讨、检查和改变有问题的思想和思想过程来促进来访者思维和思维方法的变化。精神分析关注的是人的潜意识,认为心理问题是潜意识动机冲突的结果,咨询师帮助来访者认识潜意识中的问题,通过自由联想、梦的分析及移情和反移情解决动机冲突,从而解决潜意识的冲突,整合人格的潜意识部分。

12. 什么是音乐治疗?

音乐治疗已有很久的历史,从专业术语上讲,它是指一种特定的音乐信号和它所转化成的其他能量作用于人体,已达到治疗疾病或康复保健的一种方法。它涉及音乐、心理、社会学、医学等。音乐治疗有助于释放情绪,提

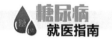
高自我表达能力,改善身体和情绪,缓解身体的各种痛症等。其治疗原理包括:首先,音乐靠他特有的旋律和节奏,作用于人体使人产生较为温和的生理反应;其次,音乐的物理作用,直接对人体器官产生共振,分泌生理活性物质,调节血液流动和神经,达到身体和谐与舒适。在我国台湾地区,音乐处方已有多年的临床经验,包括音乐对人体作用治疗的一般机制,哪一类音乐可以有哪些具体的临床功效等。糖尿病患者可以选择的音乐处方有以下几种。

(1)比才的《斗牛士之歌》:本曲选自法国作曲家比才的歌剧《卡门》,《斗牛士之歌》是这部歌剧最闪光的一段音乐,其铿锵有力的节奏、号角似的大调性旋律,集中体现了斗牛士勇敢、坚毅、乐观、豪爽的性格,聆听后有助于改善糖尿病患者性格不成熟、情绪不稳定、优柔寡断、缺乏自信的心理障碍。

(2)罗西尼的《威廉·退尔序曲》:本曲是意大利作曲家罗西尼1828年创作的一部歌剧戏曲,旋律优美、节奏活泼,富有英雄气概,在序曲的最后,乐队奏起了刚毅、坚强,象征着胜利的进行曲。倾听中糖尿病患者体会到的刚毅和坚强,有助于克服其被动依赖性以及抑郁不安全感。

(3)圣桑的《天鹅》:本曲是法国作曲家圣桑1886年创作,优美而舒展的旋律使人仿佛看到在碧波荡漾的湖面上,白天鹅缓缓浮游,端庄而典雅,雍容而华贵,这种放松音乐对2型糖尿病患者提供了全新的有效的治疗方法。

(4)筝曲《渔舟唱晚》:旋律优美、节奏舒缓,听后心情愉快,如步入片片白帆、渔舟满载而归的情景中。

(5)管弦乐《彩云追月》:描绘了浩瀚夜空迷人的景色,把人们带进了"皎洁明月动,彩云紧相随"的诗画般佳境,有助于矫治糖尿病患者"习得性失助"感觉与"失望——放弃情结"。

13. 什么是团体心理治疗?

团体心理治疗,一般是由1~2名治疗师主持,治疗对象可由8~15名具有相同或不同问题的成员组成。治疗以聚会的方式出现,可每周1次,每次时间1.5~2小时,治疗次数可视患者的具体问题和具体情况而定。在治疗期间,团体成员就大家所共同关心的问题进行讨论,观察和分析有关自己和他人的心理与行为反应、情感体验和人际关系,从而使自己的行为得以改善。团体心理治疗的主要特色在于随着时间的进展，团体成员自然形成一种亲近、合作、相互帮助、相互支持的团体关系和气氛。这种关系为每一位患者都提供了一种与团体其他成员相互作用的机会，使他们尝试以另一种角度来面对生活，通过观察分析别人的问题而对自己的问题有更深刻的认识，并在别人的帮助下解决自己的问题。有大量文献表明，对妊娠糖尿病和未成年糖尿病患者进行团体心理辅导都有较好的效果。

14. 什么是积极心理学？

积极心理学的概念由 Seligman（1997）提出，成为美国心理学界的新兴研究领域。它关注人类的幸福、力量与最佳功能，致力于人类积极主观体验、积极个体特征及促其发展的制度体系等科学研究。传统的心理学研究只重视弥补个体缺陷，修复创伤而转移到现在的人类自身存在的正向品质的挖掘和培养。因为其研究人性的优点和价值，所以研究涉及工作、教育、洞察力、爱、成长与娱乐等广阔领域。同时也研究在疾病预防过程中个体内部系统塑造出的各种能力，例如勇气、乐观、希望、毅力等。在糖尿病研究领域，韧性是一个较新的概念，是指尽管暴露在显著风险或逆境中但仍实现一个或多个积极的成果。在患者罹患糖尿病疾病时，一部分人对所遇到的风险变得敏感并产生不良后果，而另外一部分人产生钢化效果，不断产生能减少风险因素的疾病管理能力，例如发现问题、解决问题，并找出更有效的策略来克服未来的挑战。糖尿病心理专家开展了韧性及影响因素的一系列研究。

（肖　菲）

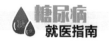

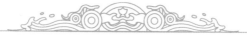

第八部分

糖尿病运动治疗

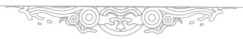

1. 糖尿病患者为什么要运动?

运动疗法是治疗糖尿病的基本治疗方法之一，持之以恒的运动可以帮助血液中过多的葡萄糖得到较好的利用，加强外周组织对胰岛素的敏感性，从而降低血糖；长期运动还可以调整血脂代谢，使肌肉更多的利用脂肪酸，降低血液中三酰甘油浓度，增加高密度脂蛋白胆固醇与低密度脂蛋白胆固醇比值，预防或减缓动脉粥样硬化的发生；还可以改善心肺功能，调节呼吸系统功能，增加血管壁的弹性，加快血液循环，从而改善患者全身状态，预防或缓解糖尿病慢性并发症的发生和发展；同时，运动可以让人拥有更充沛的精力，放松心情，改善人际关系及孤寂心态，保持身心平衡；可以增强体质，

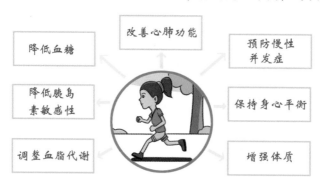

提高糖尿病患者对健康的自我感受，增加对生活的兴趣与热爱，提高患者的生活质量。

但是，糖尿病患者如何科学、有效地运动，最大限度降低在运动过程中的风险，需要医生和专业人员进行指导和监督。

2. 糖尿病患者什么情况下暂不适合运动？

尽管运动对糖尿病病友益处多多，但并非所有糖友都适合运动。有些糖友在某些特殊阶段并不适合运动甚至会加重病情，适得其反。如遇以下情况，就要视情况适当限制运动。

（1）病情控制不好，如血糖太高（空腹血糖 > 16.7 mmol/L），有明显酮症或酮症酸中毒者禁止运动。

（2）近期有明显的眼底出血、视网膜剥离及青光眼者，应在病情得到有效控制后再参加运动。

（3）伴有严重糖尿病肾病应主动减少运动量。

（4）近期发生心肌梗死、脑卒中、合并心功能不全、心律失常且活动后加重者。

（5）合并各种感染，如有下肢坏疽或有溃破、感染者。

（6）血压明显升高，收缩压大于 180 mmHg 或舒张压大于 120 mmHg 者应主动减少运动量。

（7）有严重的心律失常、心功能不全、心绞痛或心肌梗死者应终止运动。

以上此类患者建议您先治疗疾病，待身体情况好转后再进行运动。

3. 合并心血管病变者运动时有哪些注意事项？

糖尿病合并有冠心病的人运动有利于促使冠状动脉侧支循环开放，改善心肌供血和心肌功能。但对于心功能受损严重者，需要采取低强度运动的有氧运动方式。下面让我们来看看合并冠心病的患者如何合理选择运动方式。

（1）合并心血管病变的患者，应先在医院进行身体评估：可做心电图、运动心电图等检查，以评估运动引发的缺血反应及左心室的收缩功能。

（2）锻炼以较低运动强度的有氧方式为宜，如以步行、太极拳、骑自行车为主，建议每次20~45分钟，最长不要超过1小时。不宜进行强度过大、

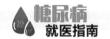

速度过快的剧烈运动，尤其是激烈的竞赛运动。

（3）不宜选择需要屏住呼吸的运动，如举重和潜泳；不宜高强度运动，如快跑；高血压患者血压控制在 ≤ 160/100 mmHg 者可以进行合理运动。

4. 合并周围神经病变者运动时应注意哪些问题？

糖尿病外周神经病变者运动有利于改善神经和周围组织的血液循环及营养代谢，提高局部组织免疫能力，促进神经细胞代谢与修复，增强神经传导功能，延缓周围神经病变的发展，提高机体运动能力和平衡能力。但是，糖尿病合并周边神经病变者，会出现神经性疼痛、感觉缺失，容易造成足部损伤和溃疡发生，因此运动时需要注意以下几方面。

（1）运动前需要去医院检查心脏、眼睛和足部，了解病情，排除运动禁忌证，自己每天检查足部是否有水疱、擦伤、红肿等有无损伤，以预防足部感染。

（2）参加运动时选择宽松、软底的鞋，宜选择穿白色棉袜，每次运动完后检查白袜子上是否有液体印记，若有的话再检查脚上是否有伤口或破溃。

（3）运动方式可选择低冲击力的运动，如水中运动，由于水的浮力，可减轻身体对足底的压力，缓解神经疼痛；瑜伽和太极有助于提高人体平衡能力和放松；步行和慢跑等有氧运动都是不错选择，如若徒步越野可以使用登山手杖以减轻足底压力。

（4）糖尿病周围神经病变患者不适宜做爬山、快跑、跳跃、负重等增加足底压力或冲击力的运动。

5. 糖尿病合并外周血管病变者运动时应注意什么？

糖尿病合并有周围血管病变者好发于 60 岁以上老人，病变多发生在血管分支处，引起管腔狭窄或闭塞，导致病变远端血液供应不足，主要表现为间歇性跛行（行走时因疼痛加剧而被迫停止，休息后缓解），因此建议采用间隔性运动（如 3 分钟走路——1 分钟休息——3 分钟走路），其走路的距离与时间，应由疼痛程度来决定。也可以进行上肢和躯干肌的运动锻炼，如手摇车等有氧运动，游泳或划船也可，也可以在专业医生的指导下进行平板训练和下肢抗阻训练，以增加患者的运动功能。

6. 糖尿病合并视网膜病变者运动时需要注意什么问题?

糖尿病伴有视网膜病变的患者,运动前应经由医生检查、确认后再进行适当的运动。

(1)轻微非增生性视网膜病变患者,对运动没有特殊限制;中度或重度非增生性病变患者,则应避免较大强度的有氧运动和抗阻训练,如跳跃、震动性强或需要闭气用力的运动,如举重、拳击等;避免突然头部向下等用力活动,切忌潜水、剧烈运动,这些活动有可能会引起眼底新生血管破裂出血和视网膜脱落,引起视力急剧下降,导致失明。

(2)运动中要特别注意力度的把握,在运动前最好做做伸展运动,如踢踢腿、拉拉胯,活动一下各个关节和肌肉群,大概在 10 分钟,可以让毛细血管逐步适应血压的升高,让视网膜的受力有个缓冲过程,从而避开视网膜脱离的诱因。

(3)户外运动要注意可行性和安全性,选择适合的场地,地面需平坦,光线需充足,可同视力好的伙伴一起跳舞、骑双人自行车;建议可在室内进行运动:原地跑步,原地骑自行车。

7. 糖尿病患者运动前的注意事项有哪些?

(1)糖尿病患者运动之前应进行身体的健康检查,筛查应包括心脑血管及神经系统并发症,如心率、血压、血糖、心肺功能、肾功能和眼底、有氧能力等,检查潜在的并发症,排除潜在的危险和损伤,确保运动的安全。

(2)初练者必须遵循循序渐进的原则,运动量要由小到大,逐渐增加至适合自己长期坚持的运动量,切不可冒进。如果你毫无运动习惯,准备开始运动,先给自己制订一个小小的目标:先尝试健步走,最开始时,甚至你只需要锻炼 10 ~ 15 分钟,并且不要做强度太大的运动。关键在于迈出第一步,让你的身体逐渐适应每天锻炼,然后慢慢地养成健步走的习惯。

(3)锻炼前做些适当的准备活动也被称为"热身",时间为 5 ~ 10 分钟,强度为低强度有氧热身运动,一般包括拉伸和慢跑,如在跑步前先做些伸展运动,然后慢走 5 ~ 6 分钟,再逐渐加快步频。目的是通过逐步增加运动强度,提高心血管系统对运动的适应能力,使肌肉得到充分的舒展,可以避免运动过程中肌肉、韧带的拉伤或扭伤。

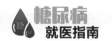

（4）穿宽松舒适的运动衣裤与宽松、有弹性的运动鞋，吸汗的棉袜。

（5）有条件者在运动前应该自我检测血糖，一旦血糖 > 16.7 mmol/L 时应停止运动；血糖 < 5.5 mmol/L 时，应进食糖类后再运动，否则运动过程中易发生低血糖；如果糖尿病患者血糖 > 13.9 mmol/L 且尿中有酮体时，最好不要运动。

（6）运动时间宜在餐后 1 小时后进行，随身携带饼干、糖块或含糖的饮料及水，防止低血糖发生。

（7）糖尿病病友最好结伴出行，特别是高强度运动时，应告诉同伴自己是糖尿病患者，低血糖的表现是什么，以便出现症状时同伴可以及时救助，并随时携带提示患有糖尿病的病情标志卡。

8. 糖尿病患者运动中的注意事项有哪些?

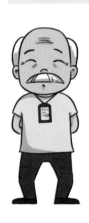

可依据个人的喜好、身体素质等，选择合适的有氧运动和抗阻运动多种结合，保证一定的有氧运动量。

（1）运动项目的选择可以多样化，可几种运动项目交替，又或是自由组合，如做健身操、打太极拳、深蹲起、各种推举运动、杠铃操等。

（2）每天运动的时间为 30 ~ 60 分钟，且运动后稍微出汗，以自身不感到疲劳为度。

（3）在运动时，应注意运动的频率与强度，合适的运动强度为运动时的心率应达到身体 60% 的最大耗氧量。简易计算法是：运动强度心率（次 / 分）=（220 － 年龄）×60%，如一位 50 岁糖尿病患者，运动时最大心率应控制在 102 次 / 分。

（4）如运动中出现胸闷、胸痛、头晕、眼花、心率缓慢、意识丧失，甚至血压下降、呼吸减慢，可能是平时运动量不够，突然剧烈运动引起心脑供血不足，也可能是糖尿病患者合并潜在的心血管并发症，由运动诱发，应立即送往医院进行诊治。

（5）如运动中出现视物模糊、意识蒙眬、头晕、心悸、大量出汗、面色苍白，则可能是发生了低血糖，应该立即停止运动，马上进食含糖的食物；如已神志恍惚，应给患者喝糖水，必要时送到医院急救。

（6）运动中加强与同伴的交流，互相帮助，以提高参与意识与运动兴趣，有利于运动的坚持并避免运动中拉伤肌肉，扭伤关节。

（7）运动时注意安全，做好防御措施，避免外伤或骨折。

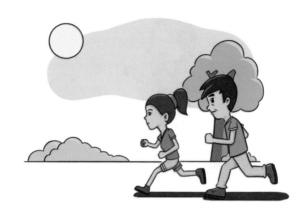

9. 糖尿病患者运动后的注意事项有哪些?

（1）运动后不要立即停下来休息，要进行 5 ~ 10 分钟的恢复运动或整体运动，需要对各主要肌群进行伸展练习；如慢跑 20 分钟后，逐渐改成快走、慢走、伸腰、踢腿，再步行回家休息。由于运动时大量血液聚集在四肢肌肉组织中，若突然停止运动，血液不能很快回到心脏而导致暂时性脑缺血，引起头晕、恶心甚至虚脱等症状。运动后可再步行一段时间，直到心率恢复到运动前水平。

（2）对于运动量较大、运动时间较长者，应警惕迟发性低血糖，即在排除药物影响后，运动后数小时发生的低血糖。由于运动时肌肉要消耗葡萄糖，运动结束后，肌肉要从血液中摄取葡萄糖来重新储备肌糖原，这一过程要花费数小时，所以运动后数小时可有低血糖发生。一般而言，大量运动后，应注意检测运动 24 小时后的血糖。

（3）对于血糖稳定且运动量相对固定者，则无须每次运动前后检测血糖，但如果出现心悸、出汗等低血糖症状时，应立即停止运动，检测血糖并采取急救措施。

（4）及时擦汗，穿好外衣，避免着凉。

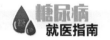

（5）运动后最好休息一些时间再去洗澡，既可清洁皮肤，又可以促进血液循环，帮助全身功能的恢复，减轻运动中的兴奋，较快恢复正常。

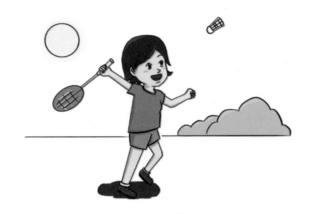

10. 糖尿病患者其他运动注意事项有哪些？

（1）晨练并非越早越好，很多人认为早上空气新鲜，环境幽静，锻炼效果好，但是实际上，在春、秋、冬三季空气污染物在早6点之前不易扩散，最佳运动时间应该是太阳刚出来的时候。

（2）糖尿病病友空腹时不要运动，有晨练习惯的患者运动前要进点食，如喝一杯牛奶加几块饼干，并随身带几块糖果。最佳运动时间为餐后1小时，并应该避免在口服药或胰岛素作用的高峰时进行剧烈运动，必要时通过血糖检测来调整药量。

（3）注射胰岛素的病友应避免在运动的部位注射胰岛素，以免在运动时加速胰岛素的吸收而引起低血糖。在进行长跑、打篮球、踢足球、游泳、骑自行车等运动时，腹部为最理想的注射部位。

（4）雾天不适合晨练，雾珠中含有大量尘埃及来自污染源的有害物质如酸、苯等，此时进行体育锻炼会吸入过多的有毒有害气体，极容易引起气管炎、咽炎、鼻炎，危害健康。

（5）不宜在车水马龙的路边上跑步，大量的汽车尾气排出的有害气体会被运动者大量吸入，有害无益。

（6）儿童及青少年糖尿病患者应多参加篮球、排球、网球、田径等运动，能给肢体带来一定冲击性、接触性的运动，这些运动能够激发骨骼的生长发育，而成人糖尿病患者从事上述运动也有利于防止骨质疏松。

（7）炎热夏季进行体育运动，一定要多饮水，最好是淡盐水等运动饮料，以免大量出汗丢失大量电解质、水分引起肌肉痉挛、无力。

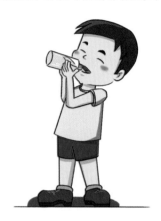

11. 糖尿病患者运动强度如何确定？

糖尿病患者有效的运动需要达到中等运动强度，因为达到这个运动强度，才能提高人体的心肺能力，增强机体对胰岛素的耐受性，调节机体的内分泌功能。专业人员可以用心率、肌氧和最大摄氧量来评估运动强度，对于普通糖尿病患者而言，可以用以下方法来判定。

（1）在 20 ~ 25 ℃的环境下，走路 10 分钟后背微微出汗，20 分钟时衣服上有一巴掌的出汗痕迹时，说明运动强度正合适。

（2）利用计步器来判断运动强度，30 分钟走 6000 ~ 7000 步，说明运动强度合适。

（3）运动时达到刚好还能和身边朋友自然交谈的程度，表明运动强度比较适中；倘若运动时气喘吁吁、交谈困难，表明运动强度过大，需适当降低。

（4）通过数运动后即刻的脉搏来了解自己的运动强度是否适宜。运动时的心率应达到身体 60% 的最大耗氧量。简易计算法是：运动强度心率（次 / 分）＝（220 − 年龄）×60%，如一位 50 岁糖尿病患者，运动时最大心率应控制在 102 次 / 分，说明运动强度适宜。此外，还要注意血压变化，

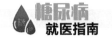

运动强度以收缩压不超过 180 mmHg 为宜。

注意：避免运动量过大，表现为运动后全身无力，大汗淋漓、胸闷气短，非常疲乏，休息后 15 分钟脉搏未恢复，次日周身乏力，不想再运动了。

12. 最简单的散步方式有哪些?

每一个人都有自己的训练方式，坚持并有规律地参加运动锻炼，甚至只是开开心心的步行都有利于控制血糖。饭后步行是一种最安全、简便和最能持久的运动疗法。散步一般分为四种：缓步、快步、疾步、逍遥行。糖尿病病友可根据自身情况选择适合自己的散步方式。

（1）缓步：每分钟行 60 ～ 70 步，每次锻炼 30 ～ 60 分钟。此种方式特别适合于 60 岁以上的糖尿病患者，对血糖不稳定者也很有益处。因为，此项运动的运动强度不大，一般不会引起低血糖反应。而且饭后缓步走，利脾胃、助消化。

（2）快步：每分钟行走 100 ～ 120 步，每次 30 ～ 60 分钟。适合于 60 岁以下的糖尿病患者，对于工作单位离家只有 1 ～ 2 km 路程的患者来说，可将每日上下班之路变为轻松运动之行。但是因消耗大，糖尿病患者在快步走时最好带一些饼干，以防低血糖。另外，血糖不稳定的糖尿病患者也应在缓步的基础上逐渐过渡到快步，切忌开始就采用此法。

（3）疾步：每分钟约 150 步，消耗较大，一般应由快步锻炼 15 分钟，接着行疾步法 15 分钟。此法对身体健康、血糖波动不明显的病友比较适用。

（4）逍遥行：散步时且走且停，时快时慢，有同行者则边走边谈，每次锻炼 30 ～ 60 分钟。这种行走方式对各种糖尿病患者都适合，可使人感到轻松自如，精神愉快。

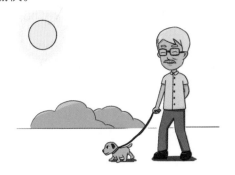

13. 什么是有氧运动?

糖尿病运动锻炼以有氧运动为主,联合进行抗阻运动作为适当的补充,可以获得更大限度的代谢改善。糖尿病患者可结合自己的兴趣爱好、实际病情、体力状况、环境条件等具体情况,因地制宜地选择适合自己的运动方式。

有氧运动是指运用大肌群,有重复性、时间可以在20分钟以上的运动,可消耗葡萄糖,动员脂肪,刺激心肺。如步行、慢跑、骑自行车、跳舞、爬楼梯、打太极拳、打球。

有氧运动方式:根据运动强度分为轻度、中度和重度运动三类。①轻度运动:如散步、打太极拳、平地骑自行车等,运动后人感觉较轻松,无汗、脉搏也无明显变化;②中度运动:如快步走、缓慢跑、下楼梯、老年体操等,运动后有适度出汗,肌肉有略微酸胀的感觉,但仍能坚持运动,第2天起床后无疲劳感;③重度运动:如跳绳、打篮球、爬山、长跑等,比较费力,但尚能坚持到运动结束。

运动频率:每周进行不低于150分钟的中等强度的有氧运动,每周3~7次,如果每次运动量较大,可间隔一天,但不超过48小时,如果每次运动量较小,则每天坚持运动1次较为理想。

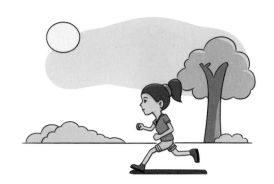

14. 什么是抗阻运动?

抗阻运动又称力量训练,是一种对抗阻力的运动,主要目的是训练人体的肌肉,阻力的大小根据个体肌力而定,以能够克服阻力完成运动为度。力量训练可以利用阻力促进肌肉收缩,增强爆发力和肌肉容积,有效地帮助肌

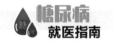

体利用胰岛素，从而更有效地从血液里摄取所需要的糖加以利用，改善血糖水平，也可预防或延缓骨质疏松和肌肉松弛。是糖尿病患者比较适宜的运动之一。

常见的抗阻运动包括：哑铃操、平板支撑、俯卧撑、举重、引体向上等。

运动频率：每周运动不低于 2 次中等强度的抗阻运动，运动时间最好在20 分钟以上，不要过度训练，承受力在中等强度。

注意：由于有某些并发症的患者不适宜负重运动，因此，具体的运动方案您需要先咨询医生再确定。

（1）上肢：有举重、哑铃。

（2）下肢：负重深蹲、单足深蹲。

（3）腹部：卧推、仰卧起坐。

（4）背部：引体向上、俯卧两头起。

（5）全身：打沙袋等。

哑铃操每次训练的动作安排为 8 ~ 10 个，每个动作做 1 ~ 2 组即可，确保所有的大肌肉群都能被练到。

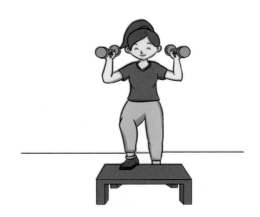

15. 什么是柔韧性运动？

不管是运动前的准备活动还是运动后的整理活动，都涉及一个重要内容，那就是肌肉拉伸，拉伸能预防运动损伤和肌肉疼痛。

糖尿病患者可以每次运动前后进行拉伸运动，放松全身肌肉改善柔韧性，帮助肢体更容易地弯腰、翻转和伸展肢体，也能改善身体的敏捷和姿态，提高训练效果，以及防止突然运动所引起的伤害，让运动更健康、更快乐。柔韧性运动包括压腿、卧式拉伸、瑜伽、普拉提等。

运动频率：每次进行身体活动时，每个动作拉伸的适宜时间是 15 ~ 30 秒。

（1）第一组：侧伸腿，拉伸腿部肌肉。

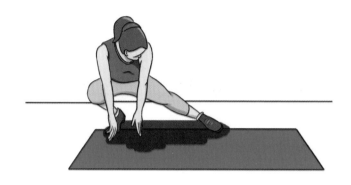

（2）第二组：双手扶墙，身体下压，拉伸小腿。

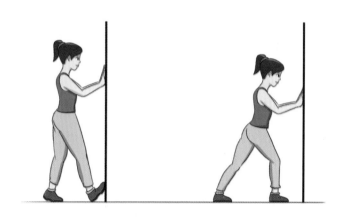

（3）第三组：躺姿，一只脚抬起小腿与地面平行，另一只脚放置于大腿处，双手抱住大腿。

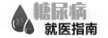
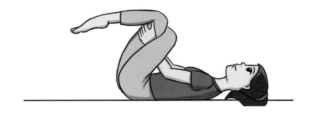

（4）第四组：跪姿，双手向前伸直，身体下压。

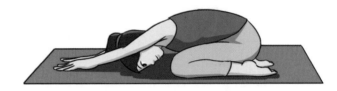

（5）第五组：双脚脚掌相对，双手握住脚，身体下压。

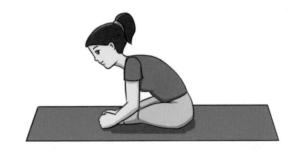

（6）第六组：盘腿，身体侧弯腰下压。

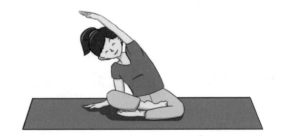

（熊　翠）

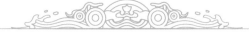

第九部分

糖尿病护理

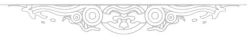

1. 糖尿病教育的意义是什么?

中国糖尿病患病人数快速增加,而血糖控制达标率差,每年用于糖尿病并发症治疗的费用惊人,给社会和家庭造成沉重的经济负担。糖尿病的良好控制与患者对疾病的认知水平相关,患者自我参与管理的能力直接影响糖尿病的预后。糖尿病教育的目的即是增强人们的防病治病意识,促进自我保健,改变不良的生活方式,减缓糖尿病及其并发症的发生发展,提高患者生存质量,改善糖尿病总体控制水平。

2. 糖尿病教育的对象包括哪些人群?

(1)糖尿病患者:已明确诊断糖尿病者、糖耐量低减者、空腹血糖受损者。

(2)糖尿病高危人群:年龄 ≥ 40 岁,有糖尿病家族史;肥胖、高血压、血脂紊乱、痛风病的患者;静坐生活方式;曾有或现有较长时间服用糖皮质激素的患者;动脉粥样硬化性心血管疾病患者;多囊卵巢综合征患者;长期接受抗精神病药物和(或)抗抑郁药物治疗的患者。

(3)糖尿病患者的亲朋好友:有机会或实力影响患者的人。

(4)糖尿病专科及其他医护人员。

(5)社区及基层医疗服务人员。

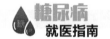

3. 糖尿病教育的内容包括哪些?

（1）为什么会得糖尿病（糖尿病相关知识）。

（2）糖尿病的危害（急慢性并发症的危害及预防）。

（3）如何防范糖尿病（健康生活方式的养成）。

（4）糖尿病日常监测与生活管理（糖尿病综合达标）。

（5）良好的心态与自我管理。

4. 什么是健康生活方式?

健康的定义是指"健康不但没有身体疾患，而且有完整的生理、心理状态和社会适应能力。"健康的生活方式应该包括充足的睡眠、乐观的心态、均衡的营养、适当的运动、良好的个人卫生、良好的环境等。

5. 为什么要通过建立健康的生活方式管理糖尿病?

糖尿病患者在患病前通常有很多利于糖尿病形成的不良生活方式，如多吃怠动、长时间静坐静卧、贪酒嗜睡、好甜食高脂高热量饮食等。健康生活方式的养成有利于糖尿病的总体控制。包括：①合理安排作息时间，不熬夜，调节工作、学习、生活节奏；②坚持平衡膳食，坚持一定强度和时间的运动；③保持良好的、积极的心态正确对待疾病，善待自己和他人；④学习疾病知识，主动参与管理糖尿病。

6. 糖尿病自我管理的目标是什么?

（1）提高糖尿病患者总体控制水平。

（2）提高患者自我保护的能力。

（3）提高患者的生活质量，减少和预防各类急慢性并发症带来的危害。

（4）节约能源和经费。

7. 糖尿病自我管理的具体内容包含哪些?

（1）学习掌握糖尿病基本知识。

（2）学会自我监测血糖、血压等方法。

（3）了解自己血糖变化的特点及影响因素，学会如何调整饮食和运动以有利于血糖的控制。

（4）学会在特殊情况下如疾病、旅游等管理血糖的技巧。

（5）了解各类急慢性并发症发生发展的影响因素及预防措施。

（6）定期去医院进行并发症检查。

（7）了解疾病控制目标。

（8）了解情绪、睡眠与血糖的关系，学习如何调整心态积极应对疾病。

8. 通过哪些途径可以学习管理糖尿病的方法？

（1）在住院期间接受专业医护人员的讲解。

（2）在门诊（糖尿病专科护理门诊）接受糖尿病专科医护人员指导。

（3）社区医生管理。

（4）定期参加各类糖尿病知识讲座。

（5）订阅专业糖尿病相关书籍或杂志。

（6）通过身边糖尿病控制好的病友介绍好的经验和方法。

（7）通过电视、广播、报刊、手机、微信、微博、短信等。

9. 糖尿病监测包括哪些内容？

（1）血糖：血糖测定是最常用也是最可靠的一种病情监测方法，其优点在于：准确反映血糖的即时水平，为治疗方案的调整提供直接依据；能明确低血糖的发生；不受肾糖阈的影响。

（2）尿糖：对于没有条件进行血糖监测的患者，自我进行尿糖的监测不失为一种可行的方法，其优点在于简单易行，没有痛苦，花费低廉。但尿糖不能替代血糖，只能部分反映血糖水平，受肾糖阈等因素的影响。

（3）糖化血红蛋白：反映 2 ~ 3 个月血糖的平均水平，可以比较全面了解过去一段时间的血糖控制情况，是评估血糖控制水平的金标准。定期监测糖化血红蛋白有非常重要的意义。

（4）血压：每日自行监测血压，对观察血压控制水平、了解影响因素、调整降压药物意义重大。选择臂式电子血压计即可，操作方便，准确率高。

（5）血脂：血脂的种类主要包括：胆固醇（CH）、三酰甘油（TG）、高密度脂蛋白胆固醇（HDL-ch）、低密度脂蛋白胆固醇（LDL-ch）。血

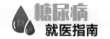

脂紊乱是心、脑等大血管病变发生的主要原因。

（6）尿微量白蛋白：观察糖尿病肾病的发展情况。

（7）眼底检查：是发现早期糖尿病视网膜病变的主要手段。

10. 为什么需要定期去医院进行糖尿病并发症检查？

糖尿病的治疗原则是持之以恒、综合管理。其治疗不仅包括高血糖的控制，同时需要针对可能出现的并发症采取综合治疗。定期去医院检查可以及时发现各类并发症早期症状，及时进行干预。

11. 自我监测日记如何记录？

每位糖尿病患者都应该有"自我监测日记"，并养成每天记录的良好习惯，以帮助自己更好管理糖尿病。自我监测日记的内容包括有：

（1）记录测血糖、尿糖、血压、体重的日期和时间、数值。

（2）监测糖化血红蛋白的日期和数值。

（3）血糖值与吃饭的关系，日常饮食的种类和量。观察饮食与血糖的关系。

（4）注射胰岛素或口服降糖药的时间、种类和剂量。

（5）任何影响血糖的因素，如饮食改变、运动量、生病情况等。

（6）低血糖发生的时间、症状、处理方法及可能的原因。

每次去医院就诊时应带上自己的监测日记，为医生调整治疗方案提供依据。

12. 糖尿病患者为什么要戒烟限酒？

糖尿病患者易合并周围血管和神经病变，吸烟对患者的危害极大，建议尽早戒烟。酒可以适量饮用，乙醇代谢虽然不用胰岛素参与，但含热量高，长期饮用或大量饮酒可导致血糖增高及血脂代谢紊乱，引起高三酰甘油血症，还会导致酒精性肝硬化、胰腺炎及多脏器的损害。可选择度数比较低的酒，啤酒不超 400 ml，葡萄酒不超过 150 ml，不饮白酒。每周饮酒最好不超过 2 次。不能空腹饮酒，饮酒前可进食适量的主食，使体内储备肝糖原，避免发生低血糖。饮酒期间不适合注射胰岛素和口服磺脲类降糖药。

13. 糖尿病患者外出进餐时要注意什么？

随身携带降糖药物或胰岛素，避免漏服漏注射。避免在饥饿的情况下去餐馆就餐，以免出现低血糖或因美味佳肴的诱惑而吃过头。与餐厅沟通炒菜时不要放糖、少放些油盐等。使用食物交换份法，估计餐桌上各类食物的大致热卡含量。在菜品的选择上注意多食用一些蔬菜、鱼类等食物，少吃红烧、勾芡、拌沙拉酱类菜品，避免过多热量的摄入。不得空腹饮酒。不喝甜饮料或果汁类，以白开水为宜。

14. 糖尿病患者外出旅行时要注意什么？

很多糖尿病患者因害怕病情波动不敢长途出行，实际上妥善安排饮食起居，并且做好一些准备措施、坚持服药，就能够减少环境变化对病情稳定的影响，愉快享受美好旅程。需要注意：①出行前最好做一次全面体检，了解血糖、血压及各类并发症等控制情况。②病情不稳定、血糖持续偏高、频繁低血糖或血糖波动大，建议暂缓出行；伴有感染、酸中毒或其他并发症如不稳定心绞痛、心功能不全等不宜出行。③备好药物及相关物品（胰岛素注射器、针头、血糖仪及试纸等），同时复印一份病历资料及处方以备不时之需。④携带糖尿病信息卡方便得到他人帮助。⑤注意劳逸结合，合理安排行程和时间，在体力上不要透支，尽量保证平时的运动量以免血糖剧烈波动。⑥准备大小适宜、舒适的鞋袜，不要赤脚行走，也不要赤脚穿凉鞋、拖鞋等。每天检查足部有无损伤，如有应及时处理。

15. 糖尿病患者在家如何预防跌倒等意外事件发生？

跌倒是导致老年人骨折的直接原因。由于糖尿病患者多年龄偏大，不少是独居老人，合并重度骨质疏松不在少数，患者学习预防跌倒知识非常重要。

（1）认识跌倒造成的严重后果，提高自身的警觉性，在日常生活中提高对预防跌倒的重视。

（2）增加室内照明，物品摆放有序，拐角过道等处避免堆放杂物。在容易滑倒的厨房、卫生间等处保持地面干燥或铺不易移动的防护垫。湿滑地面立即处理或注意绕行。

（3）在家庭装修时考虑老年人的身体条件，调整床、座椅、马桶、浴缸、

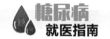

楼梯等高度，使用防滑地板，加装扶手。

（4）佩戴适当的眼镜以改善视力情况。

（5）穿大小长度合适的衣裤和防滑的拖鞋。

（6）一旦出现跌倒应及时到医院检查，评估患者受伤情况及时处理。

16．自我血糖监测的重要性有哪些？

自我血糖监测可以及时、全面地掌握患者血糖控制情况，为制订合理饮食、运动及调整药物治疗提供依据，是糖尿病治疗的一个重要组成部分，有利于及时预防、发现、治疗各种急慢性并发症，提高生活质量，最终延长其寿命。

17．血糖控制目标是什么？

血糖的控制目标具有个体性，应根据患者的年龄、合并症、并发症等不同而异，避免因严格控制出现严重低血糖。中国 2 型糖尿病防治指南建议血糖控制目标：空腹 4.4 ~ 6.1 mmol/L，非空腹 4.4 ~ 7.8 mmol/L 为良好控制；空腹 6.1 ~ 7.0 mmol/L，非空腹 7.8 ~ 10.0 mmol/L 为一般控制；空腹 > 7.0 mmol/L，非空腹 > 10.0 mmol/L 为控制差。糖化血红蛋白控制目标 < 7.0%。

18．哪些人群需要进行自我血糖监测？

血糖监测适用于所有的糖尿病患者。下列患者更应重视自我血糖监测：①1 型糖尿病患者；②刚开始用药物治疗的或血糖控制不稳定的 2 型糖尿病患者；③进行胰岛素强化治疗的患者；④处于妊娠期间的患者；⑤对低血糖反应不敏感的患者；⑥平时血糖波动较大的患者；⑦调整饮食或运动方案的患者。

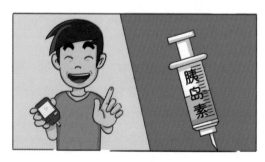

19. 自我血糖监测的频率是什么？

病情进展不同阶段的患者需要不同的血糖监测频率。

（1）使用口服药的患者，在开始调整剂量的前2周，每周应连续测3天空腹及餐后2小时和睡前血糖，必要时加测凌晨3时血糖，以便了解不同时间血糖的控制情况，确定适宜药物剂量。血糖稳定后，可以每周测1天7次血糖（即早餐前后、午餐前后、晚餐前后和睡前血糖）。血糖未达标时，每周3天，5～7次/天，血糖达标后每周3天，2次/天。

（2）使用胰岛素的患者，应在胰岛素作用的高峰时间测定血糖。如使用中效胰岛素患者，应每日测2次血糖，可交替一日测早餐前和晚餐前血糖，一日测午餐前和睡前血糖。使用短效胰岛素患者，应每日测3～4次血糖，选择餐前或者餐后2小时测定。对严格控制血糖的患者，应每日测定4～7次血糖，包括睡前和凌晨3时。当血糖未达标时，每天至少5次监测血糖，血糖达标后每天2～4次。

（3）有低血糖症状时，应及时测定血糖，血糖波动大或合并其他疾病如发热时，应增加血糖测定次数；血糖比较稳定时，可减少测定次数。

20. 关于监测血糖患者常见的误区有哪些？

（1）片面地认为监测血糖并不能降低血糖，对治疗无帮助，只需要"偶尔监测"就可以了。

（2）没有任何不舒服的感受就觉得血糖很好，当出现视物模糊、全身乏力等就是血糖高，凭感觉就可以判断没必要监测。

（3）听医生的话按时吃药就可以了，测的血糖高增加心理负担。

21. 血糖监测的时间点有什么要求？

（1）空腹血糖：隔夜空腹（至少8～10小时未进任何食物，饮水除外）后，早餐前测的血糖，是糖尿病最常用的检测指标，反应胰岛 β 细胞功能。

（2）餐前血糖：一般是餐前半小时左右的血糖，血糖水平高或有低血糖倾向者应监测。

（3）餐后血糖：是指从进餐的第一口算起2小时测的血糖。空腹血糖以获得良好控制但糖化血红蛋白仍不达标者应监测。

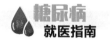
（4）睡前血糖：是指睡觉前即晚9：00～10：00的血糖，能保证睡眠的安全，避免夜间低血糖的发生。

22. 患者在家自行监测血糖应注意什么?

（1）血糖仪和血糖试纸、采血针头置于干燥处保存，不得存放在冰箱内或阳光下暴晒、受潮等。

（2）血糖仪测试采血区域保持清洁，定期用酒精擦拭避免血渍、污渍影响测试结果。

（3）血糖仪避免跌落、碰撞，每年需请专业人士对仪器进行结果校准，保证仪器正常状态。

（4）采血针头一次性使用，避免重复使用导致血源性感染及测试部位脓肿。

（5）试纸避免受潮，使用时用干燥手指从盒内取出试纸应立即盖紧，开封后一般3个月内用完。

（6）环境温度低于0～4℃时，血糖仪可能出现不工作情况，可先复温后再用。

（7）血糖仪与试纸代码需一致。

（8）偏瘫患者请家人协助在健肢取血。

（9）采血量合适，避免挤压出血。

23. 如何选择合适的血糖仪?

首先要了解血糖仪的种类，血糖仪按工作原理分为两大类：光化学法和电极法。目前临床使用较多的是电极法的血糖仪，因其内置矫正系统、测试结果误差小、需血量少、测试结果快而受到欢迎。注意：①选择合适的性价比，包括试纸价格。对老年患者注重操作简单实用，显示窗足够大，方便视力不佳患者；对年轻患者可选择血糖仪具备大的血糖数值存储和自动分析功能，可与血糖管理 APP 连接进行智能化血糖管理。②选择知名厂家，注意售后服务，血糖试纸容易买到。③最好选择血糖试纸单片包装。④详细阅读产品说明书了解该血糖仪的特点和特殊要求，如有疑问应及时与专业人员沟通。

24. 影响血糖检测结果的因素有哪些?

有多种因素影响:①血糖仪质量直接影响测试结果;②血糖试纸是否在有效期内、是否受潮,在空气内放置过久氧化;③操作者操作是否规范,测试部位皮肤消毒液是否干燥,采血量是否足够,避免挤压采血;④部分血糖仪禁止2次添血。

25. 影响血糖波动的因素有哪些?

很多患者为血糖时高时低,不易稳定而焦急犯愁,其实血糖受很多因素的影响。①饮食:当尝试新的食品应测试餐后2小时的血糖以了解食物对血糖的影响;赴宴、聚餐后,饮食量增加或吃含糖食物等。②药物:如果忘记服药或服药剂量不足时应注意血糖的波动;忘记注射胰岛素或注射部位吸收不好。③情绪波动:生气、紧张、害怕等可使血糖升高。④天气因素:骤然变冷、风吹、雨淋等都可引起血糖升高。⑤病理状况:外伤、手术、压力大、疲劳、感染发热、睡眠不佳等。⑥生理状况:外出旅行、出差时应加强血糖监测;生活不规律,过度疲劳时;怀孕或打算怀孕者应加强血糖监测,将血糖控制平稳;妇女妊娠或月经期血糖也可增高。

26. 打胰岛素"会成瘾"吗?

经常有患者会有这样的疑虑与担心。打胰岛素不会成瘾,胰岛素是人体胰岛 β 细胞分泌的一种用于降低血糖的激素,如果人体不能分泌足够的胰岛素来降低血糖,就需要外源性胰岛素补充。医生会根据患者的血糖和胰腺分泌胰岛素的功能来确定是否需要胰岛素治疗,同样也可以根据患者血糖稳定调整治疗方案而撤下胰岛素治疗改服降糖药物。

27. 胰岛素如何保存?

未开封的胰岛素应保存在 2 ~ 8 ℃的冰箱冷藏,禁止冷冻。开封后的胰岛素在室温下保存,温度超过 30 ℃应放于冰箱冷藏,注射前半小时从冰箱内取出复温。避免阳光暴晒、剧烈震动。夏天时不要放在车内避免温度过高;外出旅行时应随身携带,可放在专用保温袋内,不得托运(高空中的行李舱温度过低易致胰岛素蛋白变性)。

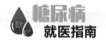
28. 胰岛素如何判断在有效期内?

注射前患者应认真检查胰岛素的剂型、剂量及有效期,观察胰岛素的性状、短效、速效及长效胰岛素是澄清透明的液体,而预混胰岛素混匀后为乳白色,均不会出现颗粒物、絮状物、结晶或呈红色(注射时有少量血液混入胰岛素),一旦发现则立即停止使用,必须更换胰岛素。未开封胰岛素在 2 ～ 8 ℃冰箱冷藏保存,根据其说明书有效期一般为 1.5 ～ 2 年,而已开封使用的胰岛素在室温下保存为 28 ～ 30 天,超过有效期的胰岛素不得使用。

29. 胰岛素注射部位有哪些?

胰岛素注射部位包括:腹部(距肚脐外 3 ～ 5 cm 处)、上臂外侧 1/4、大腿外侧和臀部。选择皮下脂肪丰富部位,避开皮肤过敏、瘢痕、硬结、溃疡或破损处。以腹部为首选,因该部位皮下脂肪较厚,可减少注射到肌层的危险,方便患者自行操作,同时也是胰岛素吸收最快最稳定的部位,适合胰岛素和预混胰岛素注射;上臂一般不建议患者自行注射,因该部位不易捏皮,皮下脂肪薄,患者操作不便易注射到肌层,可由他人协助注射。中效胰岛素或长效胰岛素可选择大腿外侧或臀部,速效胰岛素可选择任意部位。

30. 胰岛素注射部位的轮换方法?

胰岛素注射部位必须定时轮换,避免在同一部位多次注射,易形成硬结影响胰岛素吸收。胰岛素注射部位的轮换可遵循大轮换和小轮换两种方法。大轮换:部位对称轮换一次左边一次右边。小轮换:注射部位分为四个象限,遵循在四个象限内轮换。两次注射部位必须间隔两横指宽的距离(2.5 cm),以免影响胰岛素的吸收。

31. 胰岛素注射时,捏起皮肤的正确方法是怎样的?

正确的捏皮方法是用大拇指、食指或中指捏起表皮和皮下组织,不包括肌肉层。避免用所有的手指将肌肉层一把抓起,以免将胰岛素注射到肌肉层。

32. 如何选择合适的胰岛素注射针头?

胰岛素注射针头的选择是胰岛素注射技术的重要环节。根据针头内径与长短有多种型号：30 G×8 mm，31 G×8 mm，31 G×5 mm，32 G×6 mm，32 G×4 mm，患者可根据性价比选择。建议选择短、细的针头减轻患者疼痛。对瘦弱、皮下脂肪薄或儿童可选择 32 G×4 mm 针头，注射部位垂直进针；5 mm 以上长度的针头建议捏皮注射为宜。

33. 胰岛素注射后为什么会出现注射部位硬结？

长期注射胰岛素后，患者注射部位多出现皮下硬结或脂肪增生，是胰岛素治疗最常见的并发症之一，发生的比例可达 50%。皮下硬结的发生与使用纯度不高的胰岛素制剂、未轮换注射部位、注射部位选择区域较小、反复多次注射同一部位和针头的重复使用相关。注射部位的硬结会导致胰岛素的吸收延迟或不稳定，影响降糖效果。

34. 如何避免注射部位硬结发生？

预防和治疗注射部位皮下脂肪增生的方法有：使用纯度较高的人胰岛素或胰岛素类似物；每次注射前规范检查注射部位，轮换注射部位时范围更广；胰岛素注射针头一用一更换。

35. 胰岛素注射部位出现硬结怎么办？

皮下硬结的恢复通常需要数月至数年，遵循规范的注射原则极其必要。若出现皮下硬结首先应避免该部位的注射，可使用局部热敷或喜辽妥等药物，必要时局部理疗以改善症状。

36. 注射部位出现皮疹、瘙痒是什么原因？

需排除酒精等消毒液过敏之外，可能与胰岛素过敏相关。胰岛素过敏，严格地说应称为胰岛素制剂过敏，是蛋白质类药物过敏中的一种特殊的变态反应性疾病，绝大多数为Ⅰ型变态反应，是胰岛素治疗常见并发症之一，部分患者也可能与预混胰岛素中的精蛋白锌有关。患者表现为注射部位皮肤瘙痒、皮疹等，极少数患者可表现为全身症状：荨麻疹、哮喘、过敏性休克等，一般与胰岛素纯度及患者体质相关，可进行皮肤试验帮助诊断及帮助选择何种胰岛素制剂进行脱敏治疗。注意观察停药后反应，若有全身症状尤其是有

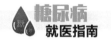
过敏性休克的可能时应高度关注并及时处理。

37. 为什么胰岛素针头要做到一针一换?

胰岛素针头一针一换是胰岛素注射操作规范要求。胰岛素针头的重复使用带来诸多危害,如皮下硬结的产生、局部感染、注射疼痛,多次反复使用使针尖部分可能折断在人体内引起严重后果;使用后的针管内残留的胰岛素易形成结晶造成阻塞,妨碍下一次注射。

38. 如何减轻胰岛素注射疼痛?

(1)遵循胰岛素注射原则,选择较短较细的胰岛素注射针头,针头一用一换。

(2)注射部位轮换,避免在同一部位多次注射。避免在皮肤瘢痕、硬结、毛发根部进行注射。

(3)在注射前放松心情避免过度紧张。

(4)使用胰岛素专用注射器或胰岛素注射笔。

(5)正在注射的胰岛素常温保存,若胰岛素保存在冰箱内,在注射前半小时取出复温,避免过冷的刺激导致的疼痛。

(6)皮肤消毒时酒精待干,避免酒精带入引起的疼痛。

(7)遵循进针拔针要快,注射时宜缓慢的原则。

39. 注射后的胰岛素针头应如何处理?

胰岛素针头注射后应立即套上外套帽,从注射笔上拧下,放置于专用锐器盒内,现在不少针头厂家或医疗机构会为患者提供锐器收集盒,供废弃针头回收或置换活动。患者也可在家用密封的容器收集,放置于幼儿不易触及处,满后交专门机构回收处理。不得将针头直接丢弃于垃圾桶内,防止自伤或伤害他人造成血源性疾病的感染或锐器伤。

（万 青）

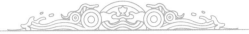

第十部分
糖尿病医学营养治疗

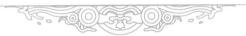

1. 糖尿病医学营养治疗的定义

糖尿病医学营养治疗，也叫糖尿病的饮食治疗，是指对糖尿病病友进行个体化营养评估、营养诊断，制订相应的营养干预计划，通过调整营养素结构，控制能量摄入，达到控制血糖、纠正代谢紊乱、延缓慢性并发症的目的，同时维持理想体重并预防营养不良的发生。

2. 糖尿病医学营养治疗的基本知识有哪些？

（1）维持生命的七大营养素：健康和生命的维持必须依靠营养。不论男女老幼，皆为生而食；为了延续生命现象，必须摄取有益于身体健康的食物。人身体所需的营养素不下百种，其中一部分可自身合成、制造，但另外有四十余种无法自行合成、制造，必须由外界摄取。这些营养素经细分之后，可概括为七大类：碳水化合物、蛋白质、脂肪、矿物质、维生素、水和膳食纤维。七种营养素在人体可以发挥三方面的生理作用：其一是作为能源物质，供给人体所需要的能量（主要是蛋白质、碳水化合物和脂类）；其二是作为人体"建筑"材料。供给人体所需要的能量，主要有蛋白质；其三是作为调节物质，调节人体的生理功能，主要有维生素、矿物质和膳食纤维等。这些营养素分布于各种食物之中，只要你能广泛摄食，就可以得到。

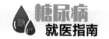

（2）各种营养素的作用及摄入量

1）碳水化合物：即糖类，是由碳、氢、氧三种元素组成的物质，此类化合物的分子式中，氢和氧的比恰好是2：1，看起来像是碳和水的化合，故称碳水化合物。人体所需的能量主要由碳水化合物氧化分解供应。糖类包括蔗糖（红糖、白糖、砂糖）、葡萄糖、果糖、半乳糖、乳糖、麦芽糖、淀粉、糊精和糖原等。在这些糖中，除了葡萄糖、果糖和半乳糖能被人体直接吸收外，其余的糖都要在体内转化为葡萄糖后，才能被吸收利用。

糖的主要功能是提供热能，此外，糖还是构成组织和保护肝脏功能的重要物质。碳水化合物摄入应占总膳食热量的50%～60%。人体摄入的所有主食，如谷薯类的大米、面条、馒头、燕麦、玉米、红薯、土豆、藕、芋头等都属于淀粉，还有饼干、蛋糕、面包等这些零食也属于淀粉类。绝大多数水果里都含有果糖、蔗糖和葡萄糖，只是含有的比例不同。含有果糖多的如苹果、香蕉、草莓等，含葡萄糖的水果就多了，几乎所有的水果都含有一定量的葡萄糖，如香蕉、鲜枣、干枣、桃、西瓜、柑橘、柿子等含糖量都比较高。

糖尿病患者低糖类饮食可抑制内源性胰岛素释放，适当提高糖类摄入量可提高周围组织对胰岛素的敏感性。如对主食控制过严，使患者处于半饥饿状态，可使糖耐量减低，体内供能转而依靠脂肪和蛋白质分解，这样可能导致酮症，不利于血糖控制。

2）蛋白质：是维持人体生命的重要营养素。蛋白质又分为动物性蛋白和植物蛋白。例如，鸡、鸭、鱼、肉（瘦肉）、鸡蛋、牛奶均属于动物性蛋白，植物蛋白尽管一般不如动物蛋白好，但仍是人类膳食蛋白质的重要来源。豆科植物如大豆的蛋白质含量可达40%左右。它不仅蛋白质含量高，而且质量亦高，是人类食物蛋白质的良好来源。谷类一般含蛋白质6%～10%，不过其中必需氨基酸含量低，薯类含蛋白质2%～3%。某些坚果类如花生、核桃、杏仁和莲子等则含有较高的蛋白质（15%～30%）。一般情况下，糖尿病患者不要过分强调蛋白质的补充，过多的蛋白质摄入可能对糖尿病不利。即使对儿童、妊娠、哺乳、营养不良以及合并感染和消耗性疾病的患者，提倡放宽对蛋白质的限制，每天每千克体重也不应超过1.5g。动物性蛋白质含丰富的必需氨基酸，营养价值和利用率高，应占总蛋白量的40%～50%。

3）脂肪：食物中的脂肪经消化后，分解成甘油及各种脂肪酸。甘油的分子结构比较简单，而脂肪酸的种类和长短却各不相同，因此脂肪的性能和作用主要取决于脂肪酸。脂肪酸是脂肪分子的基本单位，而每一种脂肪酸在结构上则有很大的差异，根据其结构不同可分为三大类：饱和脂肪酸、单不饱和脂肪酸和多不饱和脂肪酸。脂肪可供给热量、必需脂肪酸、促进脂溶性维生素的吸收、维持体温，保护脏器、提高膳食感官性状等。脂肪的摄入量应小于总膳食热量的 30%，单不饱和脂肪酸占 10% ~ 15%，多不饱和脂肪酸 < 10%，胆固醇 < 300 mg/d。如患者血清低密度脂蛋白胆固醇 ≥ 2.6 mmol/L，则饱和脂肪酸摄入量 < 总热量的 10%，食物胆固醇含量应 < 200 mg/d。

4）膳食纤维：食物纤维属于多糖类物质，但是不能被人体消化吸收，故一般不升高血糖。可分为可溶性食物纤维和不可溶性食物纤维。膳食纤维可延长食物在胃肠内的停留时间，降低葡萄糖的吸收速度，使餐后血糖不会急剧上升。同时使人减少饥饿感，增加饱感，软化大便。糖尿病膳食中长期增加食物纤维，可降低胰岛素需要量，控制进餐后的代谢，要作为糖尿病治疗的一种辅助措施。建议膳食纤维摄入量 20 ~ 35 g/d。糖尿病患者应注意在饮食中适当增加食物纤维的摄入量。一般粗杂粮、新鲜绿叶蔬菜、水果和蘑菇中均含有膳食纤维。但对于消瘦型糖尿病患者、1 型糖尿病患者和有腹泻症状的患者应酌情减少用量。

5）维生素、无机盐和微量元素：能保持人体生命活力，促进新陈代谢，抗癌，延年益寿，尽管它们在人体内含量极小，但它们对维持人体中的一些决定性的新陈代谢却是十分必要的。糖尿病患者维生素和矿物质应充足，尤其是 B 族维生素和钙。食盐应少于 3 ~ 6 g/d。如无心肝肾病变，进水不限量。

3. 膳食设计具体方法是什么?

人体每日需要摄入多少食物？哪些种类的食物？每种食物需要多大量？一般应该根据每个人的性别、年龄、体型和营养状况、工作性质、运动量、生活习惯等制订个体化的营养方案，包括计算每日总热量，根据营养成分的需要合理分配食物，然后定期监测血糖、体重等病情变化，并做适当的饮食调整。

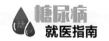

（1）计算每日总热量：首先以患者性别、年龄和身高查表或用简易公式计算理想体重（身高 – 105），然后根据理想体重和工作性质，参照原来生活习惯等，计算每日所需总热量。成年人休息状态下每日每千克体重给予热量 105 ~ 125.5 kJ（25 ~ 30 kcal），轻体力劳动 125.5 kJ（30 ~ 35 kcal），中度体力劳动 146 ~ 167 kJ（35 ~ 40 kcal），重体力劳动 167 kJ（40 kcal）以上（表 10–1）。儿童、孕妇、乳母、营养不良和消瘦以及伴有消耗以及伴有消耗性疾病者应酌情增加，肥胖者酌减，使体重逐渐恢复至理想体重，加减 5%。

表 10–1 成人每千克标准体重热量供给（ kcal/kg）

劳动强度	消瘦	正常	肥胖
卧床休息	20 ~ 25	25 ~ 30	15 ~ 20
轻体力劳动（办公室文员、家庭妇女、司机、离退休人员等）	35	30 ~ 35	20 ~ 25
中体力劳动（纺织工人、环卫工人、巡警等）	40	35 ~ 40	30
重体力劳动（搬运工人、建筑工人、农民、运动员等）	40 ~ 45	> 40	35

说明：①标准体重（千克体重）的计算方法＝身高（cm）— 105；②成人每天所需总热量（kcal）＝标准体重 × 热量级别。

（2）营养状况的评价：实际体重在标准体重上下 10% 范围内为正常体重，超过标准体重 20% 为肥胖，超过 10% ~ 20% 为超重，低于标准体重 10% ~ 20% 为体重不足，低于 20% 为消瘦。

肥胖和超重的评价也可依据体重指数 BMI（kg/m^2）计算。

计算公式＝体重（kg）/[身高^2（m）^{2}]

以 2010 年中华医学会糖尿病学分会定义肥胖标准为体重指数 ≥ 25 kg/m^2。

（3）食物营养成分的构成：食物营养成分包括前面介绍的 7 大营养素。营养物质分配的原则是高糖类、高纤维素和低脂肪饮食。一般糖类供能占总热量的 50% ~ 60%，提倡用粗制米、面和一定量杂粮，忌食用葡萄糖、蔗糖、蜜糖及其制品（各种糖果、甜糕点饼干、冰淇淋、含糖饮料等）。蛋白质含量一般不超过总热量 15%，成人每日每千克理想体重 0.8 ~ 1.2 g，儿童、孕妇、乳母、营养不良和消瘦以及伴有消耗性疾病增至 1.5 ~ 2.0 g，伴有糖尿病肾病而肾功能正常者应限制到 0.8 g，血尿素氮升高者应限制在 0.6 g。蛋白质应至少有三分之一来自动物蛋白质，以保证必需氨基酸的供给。脂肪约占总热量 30%，饱和脂肪、多价不饱和脂肪与单价不饱和脂肪的比例应为 1 : 1 : 1，每日胆固醇摄入量宜在 300 mg 以下。

我们以一个例子详细说明：

张先生，男，50 岁，身高 170 cm，体重 85 kg，职业：出租车司机，患 2 型糖尿病 1 年，无并发症。

1）张先生标准体重 = 170 − 105 = 65 kg，实际体重 85 kg，体型肥胖。

2）司机属轻体力劳动，热量级别是 20 ~ 25 kcal/kg。

3）故张先生每天所需总热量 = 标准体重 × 热量级别 = 65×（20 ~ 25）= 1300 ~ 1625 kcal。

4）每日营养素含量：

糖类 =（1300 ~ 1625）×60%/4 = 195 ~ 244 g

蛋白质 =（1300 ~ 1625）×20%/4 = 65 ~ 81 g

每天脂肪 =（1300 ~ 1625）×20%/9 = 29 ~ 36 g

（4）合理分配食物：确定每日饮食总热量和糖类、蛋白质、脂肪的组成后，按每克糖类、蛋白质产热 4 kcal，每克脂肪产热 9 kcal，将热量换算为食品，然后制订食谱，并根据生活习惯、病情和配合药物治疗需要进行安排。为方便计算，我们把 90 kcal 热量的食物作为 1 份食物，即 1 个食物交换份（表 10-2）。膳食设计时先计算碳水化合物，再计算蛋白质量，最后计算脂肪需要量。

三餐能量一般按 1/3,1/3,1/3 或 1/5,2/5,2/5 或 1/7,2/7,2/7,2/7 分配，可根据个人饮食习惯、病情和配合药物治疗的需要适当调整。

表 10-2 食物交换份表

大类	类别	每份重量（g）	热量（kcal）	蛋白质（g）	脂肪（g）	糖类（g）
谷薯组	谷薯类	25	90	2.0	–	20.0
菜果类	蔬菜类	500	90	5.0	–	17.0
	水果类	200	90	1.0	–	21.0
肉蛋组	大豆类	25	90	9.0	4.0	4.0
	奶制品类	160	90	5.0	5.0	6.0
	肉蛋类	50	90	9.0	6.0	–
油脂类	硬果类	15	90	1.0	7.0	2.0
	油脂类	10	90	–	10.0	–

（5）随访：以上仅是原则估算，在治疗过程中随访调整十分重要。如

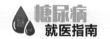

肥胖患者在措施适当的前提下，体重不下降，应进一步减少饮食总热量；体型消瘦的患者，在治疗中体重有所恢复，其饮食方案也应适当调整，避免体重继续增加。

4. 什么是中国居民膳食宝塔？

上面介绍的膳食设计方法虽然科学细致，但是比较繁杂，不便于老年人掌握。近年，中国营养学会根据中国居民膳食指南，结合中国居民的膳食特点，把平衡膳食的原则转化成各类食物的重量，并以直观的宝塔形式表现出来，便于大家理解和在日常生活中应用。平衡膳食宝塔共分五层，包含我们每天应吃的主要食物种类。利用各层位置和面积的不同反映了各类食物在膳食中的地位和应占的比重。谷类食物位居底层，每人每天应摄入 250 ~ 400 g；蔬菜和水果居第二层，每天应摄入 300 ~ 500 g 和 200 ~ 400 g；鱼、禽、肉、蛋等动物性食物位于第三层，每天应摄入 125 ~ 225 g（鱼虾类 50 ~ 100 g，畜、禽肉 50 ~ 75 g，蛋类 25 ~ 50 g）；奶类和豆类食物合居第四层，每天应吃相当于鲜奶 300 g 的奶类及奶制品和相当于干豆 30 ~ 50 g 的大豆及制品。第五层塔顶是烹调油和食盐，每天烹调油不超过 25 g 或 30 g，食盐不超过 6 g。

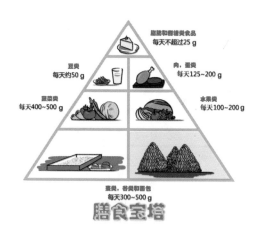

计算出全天所需总热量，依据膳食宝塔，再对照表 10-3 来分配食物，可以得到更为简便的营养分配方案。患者可根据饮食习惯和嗜好，再利用食品交换份表制订膳食计划。在开始饮食治疗时可能会不习惯，易产生饥饿感，可通过多吃蔬菜来减轻饥饿感，但炒菜用油不能太多，切忌用多吃肥肉等油腻食物来减轻饥饿感。

表 10-3 按照营养合理搭配法则计算热量所需的食物交换份数表

热量（kcal）	交换单位	谷薯类		蔬果类		肉蛋类		豆乳类			油脂类	
		重量（g）	单位	重量（g）	单位	重量（g）	单位	豆浆量（g）	牛奶量（g）	单位	重量（g）	单位
1200	14	150	6	500	1	150	3	200	250	2	2 汤匙	2
1400	16	200	8	500	1	150	3	200	250	2	2 汤匙	2
1600	18	250	10	500	1	150	3	200	250	2	2 汤匙	2
1800	20	300	12	500	1	150	3	200	250	2	2 汤匙	2
2000	22	350	14	500	1	150	3	200	250	2	2 汤匙	2
2200	24	400	16	500	1	150	3	200	250	2	2 汤匙	2

大家需要注意，膳食宝塔建议的各类食物摄入量都是指食物可食部分的生重。各类食物的重量不是指某一种具体食物的重量，而是一类食物的总量。膳食宝塔建议的各类食物每日摄入量是一个平均量，不是每天必须严格遵守的膳食配方。每日膳食中应尽量包含膳食宝塔中的各类食物。但无须每日都严格照着膳食宝塔建议的各类食物的量吃，重要的是一定要经常遵循膳食宝塔各层中各类食物的大体比例。在一段时间内，比如一周，各类食物摄入量的平均值应当符合膳食宝塔的建议量。

膳食宝塔中建议的每人每日各类食物适宜摄入量范围适用于一般健康成人，糖尿病病友在实际应用时要根据个人年龄、性别、身高、体重、劳动强度、季节等情况适当调整。膳食宝塔中所标示的各类食物的建议量的下限为适应能量水平 7550 kJ（1800 kcal）的摄入量，上限为适应能量水平 10 900 kJ（2600 kcal）的摄入量。

膳食宝塔包含的每一类食物中都有许多品种，虽然每种食物都与另一种不完全相同，但同一类中各种食物所含营养成分往往大体上近似，在膳食中可以互相替换。例如 50 g 瘦猪肉相当于 30 g 牛肉干，相当于 80 g 生鸡翅。又如 50 g 大豆相当于 110 g 豆腐干，相当于 350 g 内酯豆腐。应用膳食宝塔的知识，把营养与美味结合起来，按照同类互换、多种多样的原则调配一日三餐。

5. 糖尿病饮食还需要注意哪些问题？

（1）血糖指数和血糖负荷：不同种类食物引起血糖增高的速度和程度

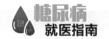

有很大不同，可用血糖指数来衡量。GI 指食入含 50 g 碳水化合物的食物后在一定时间（一般为 2 小时）体内血糖反应水平，与食入相当量的葡萄糖后血糖反应水平的百分比值，反映食物与葡萄糖相比升高血糖的能力。通常将葡萄糖的血糖指数值定为 100。一般血糖指数 < 55% 为低血糖指数食物，56% ~ 69% 为中血糖指数食物，血糖指数 > 70% 为高血糖指数食物。食物摄入后血糖水平还与食物中碳水化合物的含量有关。将摄入碳水化合物的质量和含量结合起来，即血糖负荷。血糖负荷值的大小为食物血糖负荷值与其碳水化合物含量乘积的百分比。血糖负荷值 < 10 为低血糖负荷食物，11 ~ 19 为中血糖负荷食物，血糖负荷值 > 20 为高血糖负荷食物。

表 10-4 食物血糖指数和血糖负荷部分食品分类

分类	名称	血糖指数	血糖负荷	名称	血糖指数	血糖负荷	名称	血糖指数	血糖负荷
粮食	大米	69	30	米饭	86	37	糯米	92	44
	面包	70	11	面条	61	23	燕麦片	68	23
蔬菜	黄豆	18	1	玉米	53	9	扁豆	29	5
	芋头	55	4	山药	37	13	西红柿	60	14
	炸土豆	75	22	烤土豆	85	26	鲜土豆	50	14
水果	苹果	38	6	鲜桃	42	5	香蕉	52	12
	葡萄	46	8	橘子	42	5	西瓜	72	4
其他	牛奶	27	3	酸奶	36	3	蜂蜜	55	10
	鸡蛋	37	15	可乐	53	14	橘汁	52	12

由表 10-4 可知：食物对血糖的影响需综合血糖指数和血糖负荷两因素来考虑，这样有助于控制餐后血糖波动。如西瓜血糖指数相对高（72），但每个单位西瓜中所含的碳水化合物相对低（6），所以糖负荷相对较低，$72 \times 6/100 = 4.3$，对血糖的影响也相应较低。炸土豆的血糖指数（75），而每个单位中包含 22 g 碳水化合物，糖负荷相对高，$75 \times 22/100 = 16.5$，对血糖的影响就高得多。

（2）常见称量工具：为准确给食物定量，可以采用称重法：将主副食称重，最好自备一套专用的碗碟勺，可以在市场买一台配餐称，方便称重。

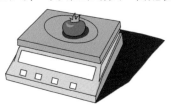

（3）糖尿病食物的最佳烹调方法：余——是将小型原料置于开水中，快速致熟的烹调方法，多用于制作汤菜。蒸——是以蒸汽为传导加热的烹调方法，使用比较普遍。熬——是将小型原料加汤水或调味品（葱、姜、料酒）用火慢煮熟的烹调方法。煮——是指食物在开水中煮熟的方法。炖——是将原料加水，大火烧开后改用小火，加热至原料酥而汤汁醇厚的一种烹调方法。拌——是用调料直接调制原料成菜的烹调方法。一般是将生料或熟料（多为动物性食品）切成较小的块、丝、条、片等形状。拌菜的调味品，主要是酱油、醋、香油、虾油、芝麻酱等，以个人口味而定。炒——是一种用少油旺火翻炒原料成菜的烹调方法。适用于各类烹调原料，原料要求加工成片、块、丁、丝、条状，以利原料快速成熟。注意炒制时油量要少。余、炖、蒸、拌等烹调方法，一般用油量较少，有的可完全不用油，同样能使食物味道鲜美。尽量少用煎、炸、红烧、爆炒等耗油多的方法，也不宜采用糖醋、糖渍、拔丝和盐腌、盐浸等方法。

6. 糖尿病口服药治疗与饮食的关系如何？

糖尿病经过饮食和运动治疗无效，需要口服降糖药治疗。很多降糖药的服用与进餐时间有关。如磺脲类降糖药在饭前 30 分钟服用，磺脲类降糖药包括格列本脲、格列齐特、格列吡嗪、格列喹酮等，这些药物通过促进胰岛 β 细胞分泌胰岛素而降低血糖，当食物中的糖被分解吸收时，这类降糖药正好发挥作用。阿卡波糖、伏格列波糖等 α–糖苷酶抑制药要在饭时服，即与第一口饭同时"嚼服"。此类药物可延迟小肠内葡萄糖的吸收，使饭后血糖水平下降。该药与吃第一口饭同时嚼服效果最好，如在饭后或饭前过早服用，效果就要大打折扣。二甲双胍对胃肠道有些刺激，故宜在饭后服。拜糖平等 a–葡萄糖苷酶抑制药可引起腹胀、腹泻等消化道症状，进而影响进食，噻唑烷二酮类药物则可能导致肝损害，宜从小剂量开始，并定期监测肝功能。此外，如长期使用二甲双胍者，维生素 B_{12} 缺乏的风险增加，故应定期监测维生素 B_{12} 的浓度，以预防和治疗维生素 B_{12} 缺乏。对于 2 型糖尿病患者，α–葡萄糖苷酶抑制药对总胆固醇和低密度脂蛋白胆固醇的水平无显著影响，对三酰甘油、高密度脂蛋白胆固醇水平的影响存在争议，建议定期检测血脂水平。所有的口服降糖药都可能导致低血糖，其中又以胰岛素促泌剂如磺脲类

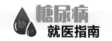

更明显。相比较而言，二甲双胍、糖苷酶抑制药、噻唑烷二酮类药物单独使用不易发生低血糖，但偶尔也有病友发生了低血糖。尤其是当您使用了糖苷酶抑制药如拜糖平、卡博平、伏格列波糖发生严重低血糖时，应该使用葡萄糖进行抢救，而不是使用白糖、红糖等多糖或淀粉类食物。

7. 糖尿病患者进行胰岛素治疗时饮食有哪些注意事项？

胰岛素是治疗糖尿病的有力武器。很多病友认为，既然已经使用了胰岛素治疗，就可以放任自己，无须控制饮食。这种想法是错误的。采用胰岛素治疗的糖尿病患者，不但要控制饮食，而且进食要定时定量。定量，即每餐的食量相对固定。定时，即每日注射胰岛素的时间和进餐的时间应相对固定。胰岛素的作用和饮食的关系就好比是一座天平：一端是胰岛素，另一端是饮食。在注射的胰岛素剂量不变的情况下，进食过少，胰岛素的作用就过强，容易发生低血糖；进食过多，胰岛素作用就不够，又会发生高血糖。因此，采用胰岛素治疗时，一定要学习和掌握胰岛素的作用和进食后血糖变化方面的知识，加强血糖监测，同时随身携带糖果、饼干等以备低血糖时使用。只有这样才会使您的生活变得更安全、更自由。

8. 肠促胰岛素与饮食有什么关系？

肠促胰岛素是一类在食物营养物质刺激下，由肠道内分泌细胞合成分泌的激素，可通过促进 β 细胞的胰岛素分泌、抑制 α 细胞不适当的胰升糖素分泌、延缓胃排空及抑制食欲等多个途径参与机体血糖稳态调节。肠促胰岛素包括胰高血糖素样肽 1（GLP-1）及抑胃肽（GIP）两种。

不同成分营养餐可影响胰高血糖素样肽 1、抑胃肽分泌及胰岛功能变化。①高碳水化合物饮食：促进胰高血糖素样肽 1、抑胃肽以及胰岛素分泌作用最明显；②高蛋白饮食：可明显促进早期胰岛素的分泌，胰岛 β 细胞功能指数也明显增高；③高不饱和脂肪酸饮食：促进胰高血糖素样肽 1 分泌的作用较高饱和脂肪酸饮食明显，但高饱和脂肪酸饮食促进胰岛素分泌的作用较高不饱和脂肪酸饮食更明显。

肠促胰岛素类药物包括 GLP-1 类似物（或受体激动药）和 DPP-4 抑制药两大类。GLP-1 类似物或受体激动药易发生胃肠道反应，多表现为厌食、腹胀、恶心、呕吐，少数出现腹泻。因此，这类药物宜从小剂量开始，逐渐增加至有效剂量。DPP-4 抑制药则胃肠道不良反应较少，一般可放心服用。

9. 糖尿病肾病患者如何选择饮食中蛋白质？

蛋白质摄入会导致分解产物蓄积，使肾功能恶化，体内尿毒素升高，而单纯低蛋白饮食容易诱发营养不良，又会加重肾衰竭进展。因此，建议：对于肾功能正常的患者，饮食蛋白质为 0.8 g/（kg·d）；肾功能不全非透析的患者为 0.6 g/（kg·d）；透析后按透析要求增加蛋白质量，肾功能不全的患者，供给的蛋白质以优质蛋白质（动物蛋白：瘦肉、鸡蛋）为主。为防止营养不良，在施行低蛋白饮食时，建议同时补充 α 酮酸。

10. 糖尿病肾病患者可以吃豆制品吗？

既往研究认为：糖尿病肾病患者增加蛋白质摄入会加重肾小球负担，增加尿毒素水平，因此，建议少用或不用植物蛋白。但近年的研究认为：干制豆类食物的营养素和纤维素丰富，为高质量蛋白质类，除提供营养成分外，对机体还有保护作用，如豆类食品可降低血清胆固醇，改善糖尿病病情，有助于减轻体重。此外，大豆中含有的异黄酮、金雀异黄素等还具有改善血管功能和维持骨矿密度等作用，对肾功能正常的肾病患者，只要不超过蛋白质的允许量，豆类蛋白质不亚于其他来源蛋白质。

11. 糖尿病肾病肾功能不全的患者如何预防肾性骨病？

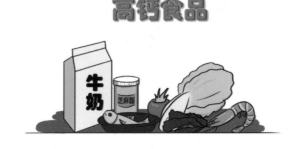

糖尿病肾病Ⅳ期的患者普遍存在维生素 D 缺乏，而充足的骨化醇有助于

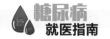

糖尿病肾病者的血糖控制，因此建议加用碳酸钙制剂及活性维生素 D（α–骨化三醇），并选用高钙低磷饮食。

12. 糖尿病肾病透析患者饮食要注意哪些问题？

（1）透析患者能量摄取推荐量与非糖尿病透析患者相似：< 60 岁，35 kcal/（kg·d）；> 60 岁，30 ~ 35 kcal/（kg·d）。

（2）透析患者蛋白质推荐量与非糖尿病透析患者相似：血液透析患者为 1.1 g/（kg·d），腹膜透析患者为 1.2 ~ 1.3 g/（kg·d）。

（3）部分血液透析患者肉碱代谢存在异常，给予静脉注射左旋肉碱后，可能改善其生活质量。

（4）透析过程中会丢失大量的水溶性维生素、微量元素，因此在膳食中一定要摄入富含 B 族维生素、维生素 C、叶酸等的食物。

13. 糖尿病合并高血压的患者饮食应该注意什么？

糖尿病合并高血压的患者饮食控制同单纯高血压患者。

（1）首先应控制钠摄入量，每人每日食盐摄入量以不超过 6 g 为宜。饮食中 80% 钠盐来自烹调用盐和各种腌制品，所以应减少烹调用盐，此外酱油、蚝油、盐焗食品等也隐藏着盐分，所以也要注意这些隐性盐的摄入。

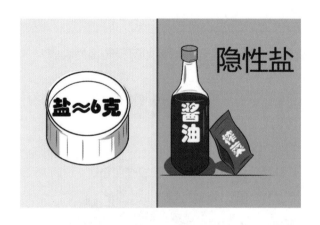

（2）补充钙和钾盐：缺钾和缺钙都与高血压发生有关，如有低钾低钙发生，应适当补充。如：每日吃新鲜蔬菜 400 ~ 500 g，喝牛奶 500 ml，

可以补充钾 1000 mg 和钙 400 mg。

（3）高蛋白质摄入属于升压因素，动物和植物蛋白质均能升高血压，故应控制食物中的蛋白质，含量不能过高。

（4）饮食中脂肪应以不饱和脂肪酸为主，应少吃饼干、蛋糕、炸薯片、油炸食品等，尽量选择花生油及橄榄油等调味品。

（5）过多饮酒也会升高血压，每日饮酒量超过 50 g 者，高血压发病率明显增高，故应饮酒量每日不可超过相当于 50 g 乙醇的量。

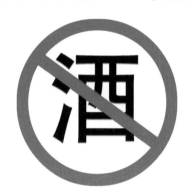

14. 糖尿病合并痛风的患者，饮食应该注意什么？

糖尿病合并痛风应控制饮食总热量，限制饮酒（尤其是啤酒）和高嘌呤食物（如肉类、海鲜、动物内脏、浓的肉汤等）的大量摄入，每天饮水 2000 ml 以上以增加尿酸的排泄，鼓励低脂或无脂食品，此外，还应避免高果糖谷物糖浆的饮料（如汽水、果汁或食物），限制天然水果汁、糖、甜点、盐（包括酱油和调味汁），鼓励多吃蔬菜。

15. 妊娠糖尿病饮食管理有何重要性？

妊娠期间平衡血糖控制与孕期营养需求之间的关系是妊娠糖尿病管理的难点。能量摄入不足与过剩或者血糖控制不佳则可致胎儿宫内发育迟缓、巨大儿或增加妊娠高血压综合征的发生率，导致难产或早产，不仅直接影响妊娠结局，还可能影响母亲和孩子的远期健康。

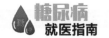

16. 妊娠糖尿病饮食应注意哪些问题？

妊娠糖尿病饮食应注意：

（1）碳水化合物的量和分布应基于临床指标（饥饿感、血糖水平、体重增幅、酮体水平）而定，但每日最少需摄入 175 g 碳水化合物，在一日三餐主食以及 2 ~ 4 次加餐中均匀分配碳水化合物。

（2）少量多餐、选择低升糖指数饮食或应用糖尿病适用配方的营养代餐有助于血糖控制，并降低发生低血糖及能量摄入不足的风险。

（3）孕前和妊娠早期在平衡膳食的基础上每日额外补充 400 μg 叶酸，可降低糖尿病母亲子女中发生神经管缺陷和先天性畸形的风险。

（4）孕期及哺乳期均应维持微量营养素的摄入，如补充铁剂、钙剂或适合孕期的微营养素复合制剂；与普通牛奶相比，使用糖尿病专用营养配方代餐者，餐后 2 小时血糖更理想，分娩时糖化血红蛋白更低，分娩体重较轻，且孕妇的胎膜早破和羊水过多比例均较少。

（5）孕期能量摄入应适度，以保证适宜的体重增加，不宜出现体重下降，对于超重或肥胖者应合理控制体重增长速度。

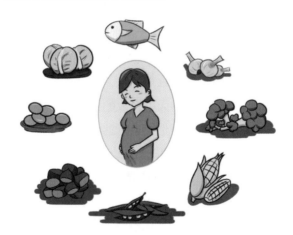

17. 如何识别营养不良糖尿病患者？

糖尿病是导致营养不良的一个危险因素，同时，营养不足亦是构成糖尿病患者不良结局的影响因素，应常规进行营养指标监测和营养评估。经口摄食不足或无法经口摄食超过 7 天的患者为营养不良的高危人群。营养不良的评估通常经过体格检查和查血液生化指标来判定。

（1）体格检查：体重指数 BMI < 18.5 kg/m^2；近 3 ~ 6 个月非自主性体重下降超过 10%。其他体格检查指标包括：贫血；皮肤皮褶厚度减低；上臂臂围缩小；头发稀疏无光泽；部分患者有水肿，尤其是下肢水肿；体温、血压偏低；心率减慢等。

（2）实验室检查：人血清蛋白低于 30 g/L，24 小时尿肌酐排出量低于正常 75% 或者合并贫血、血清转铁蛋白降低。

（3）人体成分分析或主观综合评价法也可以综合评价营养状况。

18. 糖尿病合并营养不良者如何合理饮食?

分为两种情况：

（1）经口摄食不足者：需少量多餐进食，尽量选择蛋白质及铁质丰富的食物，以补充蛋白质不足及贫血状况。注意食物种类多样化，蛋白质食物尽量与谷类及纤维食品搭配食用，控制单糖或高升糖指数食物，以减缓糖分吸收，并配合降糖药物使用。

（2）不能经口摄食者：需考虑肠内营养鼻饲或肠外营养，其中肠内营养对血糖影响较轻。肠内营养应选择糖尿病适用型肠内营养配方，如标准的整蛋白型肠内营养制剂，选用麦芽糖糊精等快速吸收的碳水化合物作为总能量的主要来源（50% ~ 60%），输注时配合相应的胰岛素治疗，并调整营养液的输注速度，以避免高血糖。糖尿病适用型肠内营养制剂的营养素特点：碳水化合物是选用缓释淀粉替代全部或部分麦芽糊精，提高果糖含量，增加膳食纤维 / 益生元、低升糖指数，宜降低碳水化合物占热量比例；脂肪为高单不饱和脂肪酸、高多不饱和脂肪酸，可提高优质脂肪占热量比例。根据经济状况，肠内营养也可以选用牛奶、蛋白质米粉、豆浆、鱼汤等自制食物，但须注意各种营养素的搭配，如蛋白质液搭配果汁或蔬菜

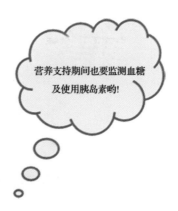

营养支持期间也要监测血糖及使用胰岛素哟!

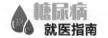

汁、米汤等。

　　肠外营养适用于糖尿病伴消化道梗阻性疾病并重度营养不良或危重症或外科大手术后患者，可按能量 20 ～ 25 kcal/（kg·d）制订营养支持计划，包含氨基酸、葡萄糖、脂肪乳及电解质。葡萄糖输注速度不超过 4 mg/（kg·min）（若体重 60 kg，1 小时葡萄糖输注不超过 14.4g），需同时使用静脉泵入胰岛素控制血糖。无肝功能不全的糖尿病患者，可使用常规剂量的脂肪乳剂。肠外营养一般仅限短期应用。

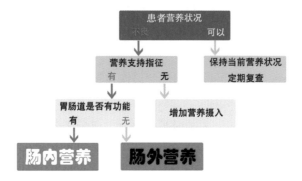

19. 糖尿病患者能吃水果吗？

　　新鲜水果是维生素、矿物质、膳食纤维和植物化学物质的重要来源，也是人类平衡膳食的重要组成部分。其能量低，糖尿病患者适当食用，可维持肠道正常功能，提高机体免疫力，降低患肥胖、糖尿病、高血压等慢性疾病发生的风险，保持身体健康。所以糖尿病患者可以适当吃低糖水果。

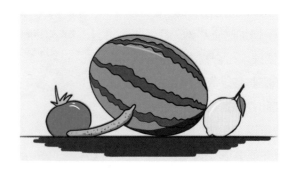

20. 糖尿病患者如何吃水果?

（1）根据血糖情况，建议在血糖控制平稳（空腹血糖 < 7 mmol/L，餐后 2 小时血糖 < 10 mmol/L，糖化血红蛋白 < 7.5%）时进食水果。

（2）尽量选择含糖量相对较低的水果，如西瓜、苹果、梨、橘子、猕猴桃等，但不宜多吃，应将水果所含的热量计入每日所需的总热量之内，适当减少主食的摄入。鸭梨、青瓜、猕猴桃、柠檬、李子、草莓、枇杷、西瓜、番茄等水果每 100 g 中的含糖量 < 10 g，产生 20 ~ 40 kcal 热量，可适当食用；香蕉、山楂、桃、杏、鲜枣、海棠、荔枝、杧果、甜瓜、橘子等水果每 100 g 中的含糖量在 11 ~ 20 g，产生 50 ~ 90 kcal 热量，应谨慎食用；而干枣、红枣、蜜枣、柿饼、杏干、葡萄干、桂圆、果脯等每 100 g 中的含糖量 > 20 g，产生 > 100 kcal 热量，不应食用（表 10-5）。

（3）吃水果的时间最好在两餐之间（早上 10 点，下午 3 点），做加餐用，既不至于血糖太高，又能防止低血糖发生。

10-5 常见水果及热量介绍

分类	含糖量 （每 100 g 水果）	水果种类	热量（每 100 g 水果）
适量食用	< 10 g	猕猴桃、鸭梨、青瓜、柠檬、李子、草莓、枇杷、西瓜等	20 ~ 40 kcal
谨慎食用	11 ~ 20 g	桃、杏、香蕉、山楂、鲜枣、海棠、荔枝、杧果、甜瓜、橘子等	50 ~ 90 kcal
不宜食用	> 20 g	干枣、红枣、红果、蜜枣、柿饼、葡萄干、杏干、桂圆、果脯等	100 kcal

21. 糖尿病患者如何吃零食?

无论哪种零食，都含一定的热量，而且大部分零食都含有蔗糖、单糖及油脂类成分。糖尿病患者应严格控制每日摄入的总热量，合理分配三餐，不建议增加零食。如果有吃零食的习惯，建议把零食所含的热量计算在每日所需的总热量里，适当减少主食的量，尽量以低糖水果或木糖醇口香糖代替零食。若出现饥饿感等低血糖症状需要进食时，可在进食前先检测血糖以鉴别是否为低血糖所致，如确实是低血糖所致，则可进食含糖零食。

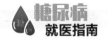

22. 糖尿病食品可以帮助降糖吗？

市面上有些标注为糖尿病食品的零食，如糖尿病饼干等，实则其中也含油脂（饱和脂肪酸）等，也能产热增加能量摄入，并不利于血糖控制，应严格控制。

23. 糖尿病患者应限制食用哪些零食？

（1）严格限制蔗糖及甜食：糖尿病患者不要吃糖果、蜂蜜、甜食及含糖饮料。这些高糖食物被机体吸收后，会促使血糖升高、增加胰腺负担，从而加重病情。

（2）坚果、瓜子、花生中的植物油虽然含不饱和脂肪酸，但是分解后会产生很高的热量，只能少量食用；冰淇淋、薯片、油炸食品及膨化食品含较多反式脂肪酸，不仅产生极高的热量，还可升高体内胆固醇含量，增加心血管风险，应限制食用。

24. 糖尿病患者的节日饮食应注意哪些问题？

中国的传统节日一般都会走亲访友，宴请宾客，增加高脂肪食物及酒精摄入量，所以节日饮食需注意以下几方面。

（1）定时定量进餐，按时服药。在进食延迟的情况下，要自备方便零食或延迟用药，以免发生低血糖。避免暴饮暴食，以免发生胰腺炎。

（2）控制饮酒。酒精能产生大量的热量，还会使血糖发生波动。当空腹大量饮酒时，可发生严重的低血糖，而且醉酒会掩盖低血糖的表现，一旦发生低血糖，不容易发现，非常危险，建议不要过量饮酒，实在需要饮酒，也以葡萄酒为宜，葡萄酒由葡萄汁发酵而成，酒精含量低，含糖量也较饮料低，且含维生素及抗氧化物质，可以少量饮用。

（3）特定的节日会有特定的饮食，如汤圆、粽子、月饼等高糖点心，应避免食用过量，螃蟹、肥肉等高脂肪食物尤其要控制。

（4）节日期间应坚持饭后运动，以免摄入过多，血糖升高。

（5）节日期间如有打麻将者，应避免熬夜，保证充足的睡眠。

25. 低血糖时应如何调整饮食？

（1）低血糖时的饮食处理视低血糖的严重程度而定。轻度低血糖（血糖低但神志清楚者）立即口服高糖饮料或食物，至症状缓解或血糖正常。

（2）严重低血糖（血糖低且神志不清楚者）需紧急高糖灌注或立即送医院行静脉葡萄糖注射。但如果有服用阿卡波糖或伏格列波糖等抑制葡萄糖吸收的药物时，应静脉给予葡萄糖。

（3）若有频繁发作的低血糖，除需减少降糖药物外，还应少量多餐，尽量避免单纯碳水化合物，尤其是白米粥之类的单糖食物，单糖食物消化吸收快，容易发生低血糖，故适度增加蛋白质或纤维食物，延缓葡萄糖上升速度，并增加糖原储备，避免低血糖。

（4）频繁发作的夜间低血糖者，尤其是老年患者，还应在睡前检测血糖，如有低血糖，应在睡前口服牛奶或者水果，避免夜间发生低血糖昏迷。

26. 1型糖尿病患者如何调整饮食？

1型糖尿病患者多为青少年，自我控制能力相对较差，虽然面临生长发育，但是饮食治疗同样是血糖达标的重要保证。应从诊断时起就采用饮食疗法，并对患者及家人进行培训指导。建议食物中能量的45%～60%来源于碳水化合物，蛋白质占总热量的15%～20%，以保证机体生长发育的需要。保证定时进餐，每日监测血糖4次，预防低血糖发生。

27. 什么是限制能量平衡膳食？

限制能量平衡膳食是指在限制能量摄入的同时保证基本营养需求的膳食模式。有研究发现这种膳食模式有降低体重、减少脂肪组织重量和内脏脂肪面积，改善胰岛素抵抗，降低动脉粥样硬化发生风险的作用。采用营养代餐模式或增加蔬菜、水果、燕麦等富含膳食纤维的食物，或适当补充维生素D制剂、钙都可增强减重效果。目前有三种限能方法：①目标摄入量基础上按一定比例递减（减少30%～50%）；②在目标摄入基础上每日减少500 kcal左右；③每日供能1000～1500 kcal。

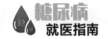

28. 什么是高蛋白膳食模式?

蛋白质的供给量占总热量的 20% 以上或至少在 1.5 g/kg 以上，为高蛋白膳食模式。此种膳食模式对于单纯性肥胖以及合并高三酰甘油血症、高胆固醇血症者比正常蛋白膳食更有利于减轻体重、改善血脂，并有利于控制减重后的体重反弹。与高碳水化合物饮食相比，高蛋白膳食对于存在糖尿病、心血管疾病和代谢综合征风险的患者更有帮助。由于慢性肾病患者可能因高蛋白饮食而增加肾脏血流负荷，合并慢性肾病患者应慎重选择高蛋白饮食。

29. 什么是轻断食膳食模式?

是减重饮食的一种，也称间歇式断食 5 : 2 模式，即 1 周内 5 天正常进食，其他 2 天（非连续）则摄取平常的 1/4 能量（女性约 500 kcal/d，男性 600 kcal/d）的饮食模式。轻断食模式有助于体重控制和代谢改善，增强糖尿病、心脑血管疾病及其他慢性疾病的治疗效果。

30. 什么是地中海饮食?

地中海饮食是泛指处于地中海沿岸的南欧各国的一种饮食风格。以蔬菜、水果、鱼类、五谷杂粮、豆类和橄榄油为主，对食物的加工简单，并选用当地应季的新鲜蔬果作为食材；适量吃一些奶酪、酸奶类的乳制品（多为低脂或者脱脂的乳制品），脂肪最多占每日总热量的 35%，饱和脂肪酸只占 7% ~ 8%；烹饪时使用植物油（含不饱和脂肪酸）代替动物油（含饱和脂肪酸）以及各种人造黄油，尤其提倡使用橄榄油；每月最多吃几次红肉，总量不超过 7 ~ 9 两（340 ~ 450 g），而且尽量选用瘦肉，每周吃两次鱼或者禽类食品；适量饮用红酒，最好进餐时饮用，避免空腹饮酒，男性每天不超过两杯，女性每天不超过一杯。研究人员发现，地中海饮食不仅有益心血管，还有助于预防糖尿病。

31. 糖尿病前期患者如何从饮食上预防糖尿病?

糖尿病前期患者进行饮食治疗有助于降低血糖及心血管病风险，推荐以下几方面。

（1）低脂、低饱和脂肪和低反式脂肪酸、富含膳食纤维素的饮食方案。

（2）限盐，限酒。

（3）低能量饮食的同时添加左旋肉碱，可改善胰岛素敏感性；选用地中海饮食可预防 2 型糖尿病发生。

32. 中医在糖尿病膳食治疗中有什么作用？

中医认为饮食不节是消渴病发生的首要原因，因此调节饮食、控制饮食是首要环节。饮食宜清淡，定时、定量，合理控制摄入量，忌煎炙、肥甘、厚腻之品，禁酒等。

33. 糖尿病饮食治疗的常见误区有哪些？

糖尿病饮食治疗是贯穿患者终身的基础治疗，常见误区有以下几方面。

（1）过度限制饮食，尤其是蛋白质食物，认为糖尿病患者只能吃素或只能吃南瓜、杂粮，长期食用单一的食品，最终导致营养不良。

（2）不以为然，饮食毫无控制。认为只要打胰岛素或者吃药，随便吃什么，吃多少都可以，最终导致肥胖，血糖难以控制，殊不知任何药物的疗效都是以控制饮食为基础的。

（3）认为喝酒可以改善循环，每日饮酒。酒精引用过多，会减少胰岛素在肝脏的代谢，导致胰岛素抵抗，发生低血糖。酒精也会产生热量，不利于血糖的控制，故应限制饮酒。

34. 如何将饮食和降糖药物配合？

糖尿病患者应合理安排饮食和降糖药物应用的时间：

（1）预混胰岛素、短效胰岛素和短效 GLP-1 制剂都应在进食前使用，胰岛素类似物则可以在餐时或餐后即刻使用，长效胰岛素、中效胰岛素和长效 GLP-1 制剂使用后无须进食。

（2）α-糖苷酶抑制药如阿卡波糖和伏格列波糖则要求与第一口食物同时嚼服，纤维食物能增强这类药物的降糖疗效。

（3）减少二甲双胍的消化道反应，可在饭后服用。

（4）磺脲类胰岛素促泌剂（如格列齐特、格列美脲）和非磺脲类胰岛素促泌剂（如瑞格列奈、那格列奈）也要求在餐前服用，以免低血糖发生。

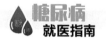

（5）其他降糖药物，如 DPP-4 抑制药（如西格列汀、沙格列汀）和噻唑烷二酮类药物（如吡格列酮）则不要求进餐前服用，可以选择自己方便的时间固定服用即可。

（6）如果有畏食或腹泻情况应暂时停用所有降糖药物，监测血糖，以免低血糖发生。

（吴红艳　张红梅）

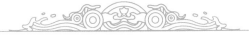

第十一部分
老年糖尿病的特点和处理

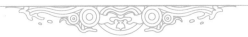

1. 什么是老年糖尿病？老年糖尿病有哪些特点？

在我国，老年糖尿病是指年龄在 60 岁以上的糖尿病患者，其中一部分是在进入老年期即在 60 岁以后发病诊断的，另一部分是 60 岁以前确诊而后进入老年期的患者。在欧美国家，年龄界限是 65 岁以上。

老年糖尿病的特点是：①发病率高；②2 型糖尿病多，也有少数 1 型糖尿病；③起病隐匿，临床表现不典型的多；④易误诊、漏诊，较晚期诊断的多，往往治疗不及时；⑤合并症及并发症多，包括无痛性或症状不典型的心肌梗死；⑥老年人对口渴反应迟钝，高血糖时饮水少易发生脱水，而脱水会进一步引起血糖升高，所以老年糖尿病主要的急性并发症为高渗性高血糖综合征；⑦主要死亡原因为心、脑血管并发症；⑧抑郁、焦虑等精神或心理障碍发生率高于中青年糖尿病；⑨对治疗依从性差，多数达不到治疗目标；⑩老年糖尿病患者对治疗的耐受性较差，更易发生低血糖，尤其是无症状性或非感知性低血糖、严重低血糖的发生率较高。

2. 为什么老年糖尿病的发病率高？

（1）随着年龄增长，老年期的生理和病理发生老化：一方面，老年人胰岛 β 细胞量的减少，α 细胞增加，纤维组织增多，机体处理糖的能力下降；另一方面基础代谢率下降，肌肉组织减少，内脏脂肪增加，组织利用糖减少，靶细胞膜胰岛素受体数量减少，组织对胰岛素敏感性下降。

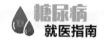
（2）社会环境因素影响：随着社会发展，人们的生活方式改变，体力活动减少；成年期糖尿病患者有较好的条件诊治，寿命延长，进入老年期者增多；老年人较中年人患更多疾病，可能服用多种药物，使潜在的糖代谢异常明显化；全民健康知识普及，定期体检，诊断率提高。

3. 为什么老年糖尿病患者常无典型的"三多"症状？老年糖尿病常见的首发症状有哪些？

"三多一少"即多饮、多食、多尿及体重减少是糖尿病的典型临床表现。但是老年糖尿病患者常无典型的"三多"症状，其原因有二：一是因为老年人口渴中枢不如年轻人敏感，不容易出现口渴多饮；二是因为老年人常伴有肾动脉硬化、肾脏老化、肾小球滤过率减低，而使老年人肾糖阈较年轻人高，血糖轻度增高时不出现明显的多饮、多尿症状，尿糖检查也可能为阴性。

70% 的老年糖尿病是在体检或糖尿病调查中发现的；有的老年糖尿病患者多饮、多尿不明显，但体重下降十分明显，常常被认为是胃肠道疾病、某些慢性消耗性疾病或恶性肿瘤而漏诊；不少患者常以并发症为首发症状，如因视力下降检查眼底发现有特征性的糖尿病视网膜病变或者因急性心肌梗死、脑血管意外急诊住院时发现糖尿病。

4. 哪些线索有助于早期发现、及时诊断老年糖尿病？

老年人凡有下列情况者均应检查血糖或行葡萄糖耐量试验以排除糖尿病。

（1）不明原因的消瘦、体重下降、疲劳无力、口干、饮水量比以前增加。

（2）身材肥胖或超重。

（3）上一代直系亲属或兄弟姐妹中有人患糖尿病。

（4）有高血压、高脂血症、高尿酸血症或痛风、动脉硬化、冠心病、胆囊炎胆石症等疾病者，或发生心肌梗死、脑血管意外者。

（5）出现一些糖尿病并发症的症状如视力减退（糖尿病并发白内障或视网膜病变）；手足发麻、感觉障碍、排尿困难或尿潴留、腹泻与便秘、直立性低血压（糖尿病并发神经病变）；肢端坏疽、皮肤反复发生疖肿、毛囊炎、反复发作泌尿系统感染、不易治愈的肺结核；原因不明的下肢水肿、蛋白尿、夜尿量增多（糖尿病性肾病）等。

（6）不明原因的昏迷。

即使没有上述情况的老年人，也应每年检查 1 ~ 2 次血糖（包括餐后 2 小时血糖），以了解糖代谢有无异常。

5. 老年糖尿病的并发症有哪些?

（1）急性并发症

1）高渗性高血糖综合征：主要见于老年无糖尿病史或有糖尿病病情较轻的患者。因为老年 2 型糖尿病患者胰腺能分泌一定量的胰岛素，可以阻止酮体的过多生成。但在应激情况下，如感染、脑卒中、急性心肌梗死、心力衰竭等情况时，患者进食进水很少（老年人口渴中枢敏感性降低，不能主动饮水），特别伴有呕吐、腹泻、应用利尿药、误补葡萄糖液等，而发生严重脱水，血糖明显升高，出现血浆渗透压增高。患者表现意识障碍。

2）糖尿病酮症酸中毒：主要发生在 1 型糖尿病，但是在老年糖尿病患者中也不少见。当胰岛素治疗中断或剂量不足或遭受各种应激时，糖尿病代谢紊乱加重，脂肪分解加快，酮体生成增多超过利用而积聚时，血中酮体堆积，称为酮血症。当酮体积聚而发生代谢性酸中毒时称为糖尿病酮症酸中毒，此时除血糖增高、尿酮体强阳性外，血 pH 下降，血二氧化碳结合力小于 13.5 mmol/L。严重时可发生昏迷，称糖尿病酮症酸中毒昏迷。

3）糖尿病乳酸性酸中毒：发生率较低，但死亡率很高，主要原因是老年人常有心、肺、肝、肾功能减退，服用双胍类降糖药（尤其是苯乙双胍）。

（2）常见的慢性并发症

1）糖尿病微血管病变：这是糖尿病特异性的病变，包括糖尿病眼病（视网膜病变）、糖尿病肾病和糖尿病神经病变，其严重程度主要取决于糖尿病的病程和长期的血糖控制情况。

2）糖尿病大血管改变：糖尿病患者的大血管病变包括脑血管、心血管和下肢血管病变，以缺血闭塞性病变为主，如脑梗死、心肌梗死及下肢疼痛间歇性跛行等，是由于全身广泛性动脉硬化所致，这与无糖尿病的老年人所患的动脉硬化所致的心、脑、下肢缺血闭塞性疾病相似，只不过在糖尿病患者中发生更早、更严重些。

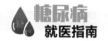
3）糖尿病足：是下肢神经、血管病变加上感染的综合作用，表现为感染、破溃、坏疽等，病变发展迅速，可深至骨头。

4）感染：糖尿病患者代谢紊乱，抵抗力削弱，白细胞的防御和吞噬功能降低，高血糖又有利于致病菌繁殖，因此易发生感染，在处理控制感染方面也难于无糖尿病的感染。如果不能得到及时有效的治疗，可能危及生命。老年糖尿病患者常见的感染为压疮感染、尿路感染、呼吸道感染以及全身感染血症、肺结核等。感染的特点为：常继发于其他糖尿病并发症，感染症状不明显、发热不明显、易出现意识障碍和多器官衰竭。

6. 老年糖尿病患者的治疗目标是什么？

（1）老年糖尿病患者的治疗目标与其他年龄段的糖尿病患者没有差别，包括控制血糖使其尽量接近正常，进而减少糖尿病各种急、慢性并发症的发生和发展，提高生活质量。

（2）老年糖尿病患者是糖尿病慢性并发症的易感人群，因此对于无功能缺陷、认知能力正常以及预期寿命较长的老年人，其降糖目标应和年轻的糖尿病患者一致，推荐的 HbA1c（糖化血红蛋白）目标为 < 7% 或尽可能接近正常（< 6%）。

（3）对于预期寿命 < 5 年者，存在多种慢性疾病、功能或认知障碍，社会支持不足，血管较脆、严重低血糖风险显著者或服用多种药物的老年患者可适当放宽控制目标。但所有患者均应避免出现明显高血糖症状或发生急性高糖并发症的危险。

（4）老年人对低血糖耐受差，后果严重，因此在治疗中遵循个体化原则，重点是避免低血糖，而非强化控制血糖。

为了达到上述目标，要从五个方面着手：即药物治疗、饮食疗法、运动疗法、糖尿病教育、血糖的监测。有一个环节做不好，都会影响治疗。

7. 老年糖尿病患者如何进行血糖的自我监测？

血糖的自我监测在糖尿病病友的生活中有着重要的地位，一方面可以了解病情控制情况以及临床治疗效果，同时也可为调整饮食、调整运动、选择药物及调整药量提供正确的参考。每位患者都应有自己的血糖自我监测日记，并养成每天记录的良好习惯，血糖自我监测的日记内容包括以下几方面。

（1）测血糖、尿糖或 HbA1c 的日期、时间和结果。

（2）血糖与吃饭的关系，即饭前还是饭后。

（3）注射胰岛素或服口服降糖药的时间和种类、剂量。

（4）任何影响血糖的因素，如进食的食物种类及数量、运动量、生病情况等。

8. 老年糖尿病患者饮食治疗有什么特点？

糖尿病食物疗法是糖尿病的重要治疗方式，食疗不但可以稳定血糖含量，而且延缓糖尿病并发症，是一种对糖尿病患者伤害最少的治疗方法。减少主食，增加蛋白质摄入量是食疗的根本所在。但是老年人对低血糖的耐受性差，极易发生低血糖反应，故饮食控制不宜过于严格。对于胃肠消化功能差的患者，应鼓励进食，可采用少量多餐。老年糖尿病患者多合并有心、脑、肝、肾损害，饮食宜清淡，宜低脂、低盐、戒酒等。由于肾损害，蛋白质丢失较中年人明显增多，且因消化功能差，微量元素的吸收不足，故多见老年患者骨质疏松、肌肉萎缩、抵抗力差，往往易合并感染、骨折等，所以需增加蛋白，特别是优质蛋白的补充。

减少主食并不意味着主食越少越好。过于严格的饮食控制会造成两种后果：一是由于主食摄入不足，总热量无法满足机体代谢的需要，导致体内脂肪、蛋白质过量分解、身体消瘦、营养不良，甚至产生饥饿性酮症；二是如果控制了主食量，但对油脂、零食、肉蛋类食物不加控制，每日摄入的总热量反而更高，不易于血糖的控制。其实，糖尿病饮食主要控制总热量与脂肪。而主食中含较多的复合糖类，升血糖的速度相对较慢，应该保证吃够量。

有些患者有时忍不住吃多了，觉得把原来的服药剂量加大就能把多吃的食物抵消，事实上，这样做不但使饮食控制形同虚设，而且在加重了胰岛负担的同时，增加了低血糖及药物毒副反应发生的可能，非常不利于病情的控制。

还有些患者认为，糖尿病不能吃甜的食物，而咸面包、咸饼干以及市场上大量糖尿病专用甜味剂食品不含糖，饥饿时可以用它们充饥，不需控制。其实，各种面包饼干都是粮食做的，与米饭馒头一样，吃下去也会在体内转

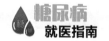
化成葡萄糖，导致血糖升高，因此，这类食品可以用来改善单调的口味，提高生活乐趣，但必须计算进总热量。

粗粮含有较多的膳食纤维，有降糖、降脂、通大便的功效，对身体有益，但如果吃太多的粗粮，就可能增加胃肠负担，影响营养素的吸收，长此以往会造成营养不良，因此，无论吃什么食品，都应当适度。

9. 为什么说运动疗法对老年糖尿病尤为重要，如何进行运动疗法？

老年糖尿病患者随着年龄的增大运动量相应减少，又多失去工作劳动机会，而恰当的运动处方有利于增加肌肉组织对葡萄糖的利用，从而降低血糖，减少药物用量，增强全身适应能力和健康的自我感觉，增加热卡消耗降低体重和血脂，所以说运动疗法对老年糖尿病尤为重要。

应在医生的帮助下制订运动处方，运动的强度及种类要依病情、并发症、自身的体力及运动史等而定。运动强度要适中，以不出现心脏症状、每分钟心率不超过（170– 年龄）为限度，感觉不适及时停止。一般可在餐后 1 个小时后运动 20 ～ 30 分钟，每天 2 ～ 3 次，以中等强度的运动，即每 10 分钟消耗 80 kcal 热量为宜。可以采用散步、快走、慢跑、体操、跳舞、太极拳及短程骑自行车等形式。建议每周进行 2 ～ 3 次灵活性和平衡性训练，可根据个人偏好包括瑜伽和太极活动以增加柔韧性、肌肉力量和平衡。应减少静坐时间，长时间静坐应每 30 分钟间断一次。

运动过程中应注意：选择合脚、舒适的运动鞋袜；运动过程中注意心率变化及感觉，如轻微喘息、出汗等，以掌握运动强度；运动即将结束时，逐渐减少运动强度，使心率降至运动前水平，而不要突然停止运动；在每次运动结束后应仔细检查双脚，若发现红肿、青紫、水疱、血疱、感染等，应及时请专业人员协助处理；随身携带糖果，以便出现低血糖时能够及时纠正。运动前后应当注意观察自己的血糖变化。有条件者最好能自测血糖并记录进餐时间、进食种类和数量、运动时间和方式，与血糖变化做对照；到医院复诊时将这些信息提供给医生，在医生的指导下，找出自己的血糖波动规律。

糖尿病患者可以做家务劳动，但家务劳动不能代替运动，因为家务劳动的运动量往往不够。

但是下列患者不适合运动：①病情控制不好，血糖很高或波动大者；

②糖尿病急性并发症者；③糖尿病严重慢性并发症者；④血压过高或波动大的患者；⑤较严重的心脏病患者；⑥活动的眼底出血患者。

10. 老年糖尿病患者的降糖药物治疗应注意什么？

老年人容易受道听途说的影响，如"胰岛素会上瘾"等，因此不敢吃药，更不愿注射胰岛素，反而轻信广告，一听说能"根治""不反弹""不必控制饮食"等，就去买降糖鞋、降糖奶粉、降糖含片、降糖口服液等保健品。结果非但钱花了不少，血糖没有降下来，反而耽误了早期治疗的良机，产生了并发症。所以，要到正规医院治疗。

无论是西医还是中医，目前还都没有解决糖尿病的根治问题。客观地说，中药在糖尿病慢性并发症的防治方面有一定的作用，但就降糖而言，中药效果远不及西药，宜作为辅助治疗。

许多糖尿病患者为了将血糖迅速控制下来，往往自作主张将多种药物联合、超剂量服用，这样不仅使药物不良反应增加，而且容易矫枉过正，引发低血糖甚至出现低血糖昏迷，非常危险。

糖尿病需要长期治疗。患者经过服药治疗，血糖恢复正常、自觉症状消失，但这并不意味着糖尿病已经痊愈，还应继续用药维持，同时不能放松饮食控制和体育锻炼，切忌擅自停药，否则会造成高血糖卷土重来、病情恶化。

糖尿病用药强调个体化，应根据每个人的具体情况（如胖瘦、肝肾功能状况、年龄等）在医生的指导下用药。所谓"好药"就是适合患者自己病情的药，并非新药、贵药才是好药，其他患者用着好的药未必另一个患者也适用。

老年糖尿病患者肝肾功能不良或血糖控制不好时，应该及早应用胰岛素治疗。但是用胰岛素更要防止低血糖，剂量不可过大。推荐使用长效胰岛素类似物，不常规推荐多次注射方案。尤其是要防止老人视力不好或注射器刻度不清而搞错剂量。

老年糖尿病患者用药需谨记：①药物要小量用起，缓慢增加；②注意药物间的相互作用；③定期监测肝肾功能，并非肌酐正常肾功能就正常；④对于血糖波动较大的老年患者，即使轻度低血糖也可能产生严重后果；⑤安全性是首要的；⑥治疗方法应简化。

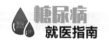

11. 老年糖尿病患者如何选择口服降糖药?

（1）使用二甲双胍没有年龄限制，但对于 65 岁以上患者，建议每隔 3 ~ 6 个月监测肾功能。老年人随年龄增长多器官功能减退，伴肾、心、肺、肝功能不全者忌用二甲双胍。长期使用二甲双胍可能导致维生素 B_{12} 缺乏，尤其是合并有贫血、周围神经病变者，应定期监测维生素 B_{12} 水平，并根据需要补充。

（2）噻唑烷二酮类药物对老年糖尿病患者可能特别有益，因为他们既有糖尿病，又有与增龄相关的胰岛素抵抗。但是有心功能不全者避免使用。

（3）磺脲类药物仍是老年糖尿病患者的一线药物，但是不要首选作用强且作用持续时间长的磺脲类药物，可选择小剂量作用温和或半衰期短的，根据血糖调整剂量，以避免低血糖。

（4）格列奈类药物可引发低血糖，但低血糖的发生频率和程度较磺脲类轻。

（5）老年糖尿病患者餐后高血糖极为常见，可优先选择 α - 糖苷酶抑制药，但其潜在的体重减轻和胃肠道不良反应限制了它在营养不良患者中的应用。

总之，老年糖尿病应在医生指导下服用降糖药物。

12. 老年糖尿病患者的低血糖反应有什么特点?

（1）老年糖尿病患者在治疗过程中低血糖反应的发生率较高，发生低血糖时的血糖值比年轻患者低，后果更严重，是由于老年人肝糖原的合成减少、胰岛素拮抗激素——胰高血糖素、肾上腺皮质激素和肾上腺素的释放减少、肾功能减退所致。

（2）老年人常用的一些药物会使低血糖的危险增高，如 α - 肾上腺素能受体阻滞药、水杨酸制剂、华法林、磺胺嘧啶和乙醇等；老年人常有肾功能减退，胰岛素从肾脏排出和分解减少，胰岛素作用增强易发生低血糖。

（3）老年糖尿病发生低血糖时，常常缺乏自主神经兴奋的症状如心悸、出汗、焦虑、烦躁等，不易被察觉，是因为肾上腺素能神经对低血糖反应的敏感性减低。

（4）低血糖反应可使健康状况恶化，如加重冠心病或周围血管疾病。

13. 老年糖尿病患者发生低血糖的危险因素有哪些?

老年糖尿病患者发生低血糖的危险因素有: ①不能进行血糖监测; ②不能规律进食; ③认知功能受损; ④视力损害; ⑤手的灵巧性减退; ⑥家庭支持不足。

14. 如何预防低血糖?

老年糖尿病患者降糖药应从小剂量开始, 逐渐增加剂量, 谨慎地调整剂量; 监测夜间及凌晨血糖, 及时发现夜间低血糖。

定时定量进餐, 如果进餐量减少应相应减少药物剂量, 有可能误餐时提前做好准备; 运动量增加时, 运动前应增加额外的糖类摄入; 避免酗酒和空腹饮酒。

外出时应携带糖尿病保健卡, 以便发生意外时得到帮助; 随身携带含糖食品或饮料, 同时告诉家人外出的时间和地点; 夏天运动要注意多饮水, 预防运动中发生低血糖。

发生无症状低血糖、一次或以上严重低血糖发作的糖尿病患者, 应该告知医生, 请其重新评估治疗方案。对于有发生低血糖危险因素的患者, 患者和照料者应高度警惕低血糖发生。

15. 低血糖如何处理?

清醒的低血糖患者, 虽可口服任何形式的含葡萄糖的碳水化合物, 但葡萄糖(15 ~ 20 g)是首选。治疗 15 分钟后, 如果自我血糖监测显示为持续低血糖, 应该重复治疗。一旦血糖恢复正常, 患者应进餐或小吃, 以预防低血糖复发。

对于不明原因发生昏迷的老年糖尿病患者, 照料者应考虑到低血糖的可能性, 一旦血糖监测确认为低血糖后, 此时不应强行喂服糖水或其他食物以免发生误吸, 而应尽早静脉输注葡萄糖, 必要时注射胰高血糖素。胰高血糖素给药不限于医护专业人员, 所有具有严重低血糖(< 3 mmol/L)风险的患者应处方胰高血糖素, 照料者、学校人员或家人应该知晓存放地点、何时使用、如何使用胰高血糖素。

(柯 丽)

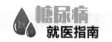

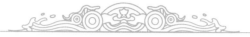

第十二部分
糖尿病病例分享

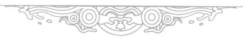

病例一

患者易先生，男性，35岁，公司职员。

主诉：烦渴、多饮、多尿伴视力下降1周，发现血糖升高2天。

现病史：患者1个月前在连续每日进食较大量的碳酸饮料（每天700～1000 ml）后出现口干、多饮、多尿，每天饮水量2000～3000 ml，小便浅黄色，无明显泡沫尿，无尿频、尿急、尿痛。伴双眼视力下降，视远处物体不清，眼科查视力由正常下降至0.7。无易饥、多食，无明显体重改变，无肢端麻木、蚁行感。无头昏、头痛，无胸闷、心前区不适。2天前，患者体检查空腹血糖为19 mmol/L，遂来我院。我院门诊查空腹血糖17.8 mmol/L，餐后2小时26.6 mmol/L，尿酮体3+，尿糖3+。无发热、恶心、呕吐，无上腹不适。患者为求进一步诊治，门诊以"糖尿病酮症"收住我科。

发病以来，患者精神可，睡眠、饮食正常，大便正常，小便量多，次数增多，每天10次左右，体重未见明显变化，体力有所下降。

既往史：高尿酸血症、高脂血症9年、中度脂肪肝病史6年。

个人史：吸烟史6年，每天20支；饮酒史1年，每周1次，每次约6两白酒。

家族史：父亲、祖母有高血压病史，祖母有糖尿病史，父亲有甲状腺癌病史，已行手术治疗，无其他家族性遗传病史。

体格检查：体温 36℃，脉搏 78 次／分，呼吸 20 次／分，血压143/106 mmHg。神志清楚，皮肤黏膜无黄染，无出血、皮疹，全身浅表淋巴结未见肿大。心率 78 次／分，节律整齐，心音正常，各瓣膜区未闻及杂音。双肺呼吸音清，未闻及干湿啰音及胸膜摩擦音。腹部较膨隆，全腹柔软，压痛和反跳痛阴性。腹部未触及包块，肝脏肋下未触及，脾脏肋下未触及，肾脏未触及，移动性浊音阴性。四肢无畸形，四肢皮肤感觉正常，双下肢无水肿，足背动脉搏动正常。

专科检查：身高 170 cm，体重 84 kg，BMI 29 kg/m²，腰围 99 cm，臀围 104 cm，腰臀比 0.95。四肢皮肤无破溃，四肢触觉无减退，位置觉无减退，凉温觉无减退，足背动脉搏动无减弱。

辅助检查：2018 年 11 月 17 日门诊：①空腹血糖 17.8 mmol/L，餐后 2 小时 26.6 mmol/L，尿酮体 3+，尿糖 3+，总胆固醇 5.7 mmol/L，三酰甘油 5.77 mmol/L，AST 63 U/L，ALT 46 U/L；②血气：pH 7.381，pCO_2 33.7 mmHg，pO_2 109.0 mmHg；③尿常规：尿糖 3+，尿酮体 2+；④糖化血红蛋白 HbA1c 11.7%。

目前诊断：①2 型糖尿病；②糖尿病酮症；③高尿酸血症；④混合性高脂血症；⑤脂肪性肝炎。

入院后诊治经过：入院后给易先生进行糖尿病教育，嘱咐饮食和运动，以及药物治疗和血糖监测等注意事项。药物治疗上给予胰岛素泵进行胰岛素强化治疗，每日胰岛素总量从 0.7 U/kg 起始，根据血糖和饮食调整胰岛素剂量，最大剂量用到每日胰岛素总量 60 U，其中基础胰岛素占 50%～60%。血糖控制正常且稳定 3 天后，行胰岛素功能检测，提示胰岛素功能恢复较好。

出院医嘱：低脂、低嘌呤、糖尿病饮食，适量规律运动，控制体重，监测血糖，慎防低血糖。出院后药物治疗方案：利拉鲁肽 1.2 mg，每日早餐前皮下注射；地特胰岛素 26 U，每日睡前皮下注射；二甲双胍片（0.85 g）每天早晚口服 1 片。

出院后一个月随访情况：患者按医嘱每周监测血糖，并在血糖控制良好的情况下，将地特胰岛素从 26 U 逐渐减量至每晚睡前 6 U 后，停用胰岛

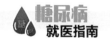
素。目前用药是利拉鲁肽和二甲双胍，血糖控制良好，空腹血糖在 4.4 ~ 6 mmol/L，餐后 2 小时血糖在 6 ~ 8 mmol/L，体重降到 80 kg，血压在 125/80 mmHg，患者一般情况良好，复查血三酰甘油降至 2.2 mmol/L，低密度脂蛋白胆固醇 LDL-Chol 2.6 mmol/L。并复查肝功能，AST 和 ALT 均恢复至正常。

病例点评：青年男性，病程短，有糖尿病和高血压家族史，体型肥胖，存在不良的生活方式，临床表现有明显代谢综合征的特点：肥胖、脂肪肝、高尿酸血症及脂代谢异常。

易先生只有 35 岁，但由于有糖尿病、高血压的家族史，加上自身体型肥胖，以及还有抽烟和饮酒等不健康的生活习惯，以至于在如此年轻的时候就患上了糖尿病。而且，是以糖尿病较重的急性并发症糖尿病酮症来就诊，考虑到易先生的家族史、体型、起病情况，我们诊断易先生为 2 型糖尿病并伴发糖尿病酮症，以及合并脂代谢异常、高尿酸血症、脂肪性肝炎。这些均是在肥胖基础上发生的肥胖相关疾病，因此对易先生来说，除了降糖治疗，更重要的是调整生活方式，控制饮食，适量的规律运动，以达到减轻体重的目标，从而改善肥胖引发的一系列代谢异常。

从易先生的治疗经过来看，易先生入院时，血糖高达 26.6 mmol/L，HbA1c 升高到 11.7%。入院后，医生给易先生上了胰岛素强化治疗，用了胰岛素泵。但在出院时，把强化胰岛素治疗改成了每日一次基础胰岛素注射。并且，患者在出院一个月后，逐渐停掉了胰岛素，只用利拉鲁肽和二甲双胍治疗。

其实，临床上，类似于易先生这种胰岛素治疗后停药的情形非常常见。这是因为，对于新诊断的或是病程较短的 2 型糖尿病，通过早期积极的胰岛素强化治疗，能够有效地控制血糖，并恢复胰岛分泌功能。这个作用机制包括以下两点：第一，通过胰岛素治疗迅速将血糖降到正常，可以尽快减轻高糖带来的糖毒性，减轻高糖对胰岛细胞的继续损害；第二，通过外源性的胰岛素治疗，可以让体内自己分泌胰岛素的胰岛 β 细胞"休息"，胰岛细胞休息好了之后就可以更好地工作。在易先生的案例，我们除了用胰岛素降糖，还用了经典老药二甲双胍和降糖药里的新生代肠促胰岛素类药物利拉鲁肽，此类药物不仅可以降糖，还能够保护和恢复胰岛细胞的功能，尤其适合于肥胖的糖尿病患者。正是由于易先生自己的积极配合治疗、管理体重、监测血糖，以及医生选择合适的降糖方案和降糖药物，所以易先生获得良好的治疗效果。

病例二

患者谭某某，女，55 岁。

主诉：发现血糖升高 12 年，双下肢水肿 2 个月。

现病史：患者于 2006 年无明显诱因出现烦渴、多饮，查血糖升高，空腹血糖在 9 mmol/L 左右，予以二甲双胍口服，未监测血糖，上述烦渴、多饮症状仍间断存在。2014 年改为重组人胰岛素三餐前 5 U–5 U–5 U 皮下注射，睡前甘精胰岛素 8 U 皮下注射，自诉空腹血糖控制在 5 ~ 6 mmol/L，餐后血糖未监测，无口干多饮等不适。2017 年 3 月因血糖控制不佳，四肢麻木、全身乏力来我科就诊，诊断为"2 型糖尿病、糖尿病周围神经病变、糖尿病肾病 Ⅲ 期"，出院后规律予以"门冬胰岛素三餐前 5 U–5 U–5 U，来得时 12 U"，期间间断监测空腹 6 mmol/L 左右，餐后血糖 12 mmol/L 左右，近期逐渐出现双眼视物模糊、四肢麻木，偶有下肢剧烈针刺样疼痛。2 个月前无明显诱因出现双下肢凹陷性水肿，活动后喘息，夜间可平卧，于外院查 BNP 585 pg/ml，白蛋白 22.63 g/L，24 小时尿蛋白 2301.3 mg/24 h，予以"降糖、降压、护肾、补充清蛋白"等治疗，效果不佳。现为进一步治疗来我院就诊，门诊以"糖尿病合并肾病"收入我科。

既往史：2017 年发现血压升高，最高血压 180/100 mmHg，现口服氢氯噻嗪、厄贝沙坦，自诉血压控制可。曾于 2018 年 6 月行双眼视网膜激光治疗。

个人史：无抽烟及嗜酒史。

家族史：家族无糖尿病病史。

体格检查：体温 36.4 ℃，脉搏 78 次 / 分，呼吸 20 次 / 分，血压 128/78 mmHg。

专科情况：身高 142 cm，体重 48 kg，BMI 24.24 kg/m^2，腰围 72 cm，臀围 90 cm，腰臀比 0.8，双下肢凹陷性水肿，凉温觉有减退。

辅助检查：2018 年 11 月 13 日血常规：血红蛋白 108 g/L，红细胞

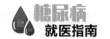
3.61 T/L。尿常规：尿糖（−）。大生化：血糖 7.8 mmol/L，肌酐 108 μmol/L，尿素氮 10.15 mmol/L，白球比例 0.9，清蛋白 22.3 g/L，总蛋白 47.8 g/L，尿酸 542.6 μmol/L，总胆固醇 6.41 mmol/L，三酰甘油 1.75mmol/L，低密度脂蛋白胆固醇 4.56 mmol/L。HbA1c 8.2%。B 型脑尿钠肽（BNP）44.3 pg/ml。24 小时尿蛋白 3729 mg/24 h。

初步诊断：①2 型糖尿病；②糖尿病肾病Ⅳ期，CKD 3b 期；③糖尿病视网膜病变；④高血压病 3 级（极高危）；⑤脂代谢异常；⑥低蛋白血症。

入院后诊治经过：入院后给谭女士进行糖尿病教育，嘱其低盐优质低蛋白饮食，控制血糖、血压，并制订降糖和降压的目标和方案。给予胰岛素降糖治疗，以及输注清蛋白、利尿改善水肿，降压、护肾、减轻蛋白尿、改善微循环等综合治疗。患者血糖和血压控制平稳，水肿情况明显改善，后好转出院。

出院后一个月随访情况：电话随访患者，患者血压在 125/75 mmHg，空腹血糖 6.8 mmol/L，餐后 2 小时血糖 10.2 mmol/L，诉每日尿量正常，饮食和睡眠均可，视力和下肢疼痛情况无明显变化。但感觉晨起颜面水肿和下午下肢水肿又有加重的趋势，嘱患者就近查尿常规和肝肾功能，结果显示尿糖阴性、尿酮体阴性、尿蛋白 3+、肌酐 108 μmol/L、尿素氮 8.15 mmol/L、血浆清蛋白 28.9 g/L。

病例点评：谭女士 2006 年诊断糖尿病，此后虽然开始治疗，但治疗不规范，也没有坚持自我血糖监测和门诊随访复诊。8 年后，到 2014 年时，患者检查空腹血糖已经高达 15 mmol/L，在当地医院住院治疗后，改为每日多次注射的强化胰岛素治疗方案，此后仍然未规律监测血糖和门诊随诊。到 2017 年复诊时，已经发生了糖尿病周围神经病变和糖尿病肾病等慢性并发症。2018 年行视网膜激光治疗也是由于糖尿病的视网膜病变。

谭女士年龄并不大，糖尿病发病时 40 岁，此次就诊时为 53 岁，在诊断糖尿病之后的 13 年里，谭女士开始没有重视糖尿病的治疗，忽视了自我监测血糖和定期门诊随访，错过了糖尿病治疗的最好时机，直到已经发生了比较严重的糖尿病慢性并发症的时候，才开始积极治疗，而此时治疗效果远不如发病早期的治疗。谭女士在我院住院期间，其实血糖和血压都控制良好，但是已经发生的糖尿病慢性并发症很难逆转。因此，谭女士出院一个月后，又有水肿加重的趋势，这是由于糖尿病发展到临床蛋白尿，即尿常规里出现蛋白尿阳性时，糖尿病肾病已不可逆转，只能通过综合治疗延缓肾功能损害的进展，延缓发展到尿毒症的时间。而此时，患者的胰岛功能也逐渐衰竭，必须依靠胰岛素治疗。加之肾功能的损害，CKD 3b 期也限制了很多口服降糖药的使用，以至于患者到这个时候，降糖治疗也是以胰岛素为主的治疗。

临床上像谭女士这样的病例，屡见不鲜。糖尿病病程仅仅 10 ～ 20 年，却由于发病初期没有规范的治疗，很早就发生了糖尿病难以挽回的并发症，除了谭女士这样的糖尿病肾病之外，还有严重的糖尿病视网膜病变，引起失明；以及严重的糖尿病足，导致截肢。每每看到这样的案例，我们都扼腕叹息。糖尿病发展到此时，病情很难逆转，给患者本人造成巨大的痛苦，给家庭和社会带来沉重的经济负担和压力。

（邓秀玲）

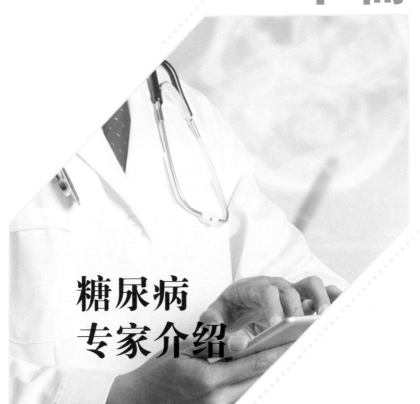

下篇

糖尿病
专家介绍

一、华北地区：北京市、天津市、河北省、山西省、内蒙古自治区

（一）北京市
母义明　解放军总医院
邢小燕　中日友好医院
纪立农　北京大学人民医院
李玉秀　北京协和医院
肖新华　北京协和医院
洪天配　北京大学第三医院
郭立新　北京医院国家老年医学中心
郭晓惠　北京大学第一医院

（二）天津市
刘　铭　天津医科大学总医院

（三）河北省
宋光耀　河北省人民医院
张力辉　河北医科大学第二医院

（四）山西省
杨　静　山西医科大学第一医院
柳　洁　山西省人民医院

（五）内蒙古自治区
闫朝丽　内蒙古医科大学附属医院

二、华东地区：上海市、山东省、江苏省、安徽省、江西省、浙江省、福建省

（一）上海市
王卫庆　上海交通大学医学院附属瑞金医院
包玉倩　上海交通大学附属第六人民医院
冯　波　同济大学附属东方医院
曲　伸　上海市第十人民医院
贾伟平　上海市第六人民医院
彭永德　上海交通大学附属第一人民医院

（二）山东省
陈　丽　山东大学齐鲁医院

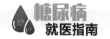
（三）江苏省
王智明　江苏省徐州市中医院
朱大龙　南京大学医学院附属鼓楼医院
杨　涛　南京医科大学第一附属医院

（四）安徽省
王长江　安徽医科大学第一附属医院
章　秋　安徽医科大学第一附属医院

（五）江西省
刘建英　南昌大学第一附属医院
赖晓阳　南昌大学第二附属医院

（六）浙江省
谷　卫　浙江大学医学院附属第二医院
徐向进　解放军联勤保障部队第 900 医院

（七）福建省
刘礼斌　福建医科大学附属协和医院

三、华中地区：湖北省、湖南省、河南省

（一）湖北省
向光大　中部战区总医院
余学锋　华中科技大学同济医学院附属同济医院
陈璐璐　华中科技大学同济医学院附属协和医院
袁　莉　华中科技大学同济医学院附属协和医院

（二）湖南省
周智广　中南大学湘雅二医院
雷闽湘　中南大学湘雅医院

（三）河南省
张苏河　郑州大学第二附属医院
秦贵军　郑州大学第一附属医院

四、华南地区：广东省、广西壮族自治区、海南省

（一）广东省
严　励　中山大学孙逸仙纪念医院

李延冰　中山大学附属第一医院
沈　洁　南方医科大学第三附属医院
薛耀明　南方医科大学南方医院

（二）广西壮族自治区
罗佐杰　广西医科大学第一附属医院

（三）海南省
全会标　海南省人民医院
陈开宁　海南省人民医院

五、西南地区：重庆市、四川省、贵州省、云南省

（一）重庆市
刘东方　重庆医科大学附属第二医院
李启富　重庆医科大学附属第一医院
陈　兵　陆军军医大学第一附属医院（西南医院）

（二）四川省
冉兴无　四川大学华西医院
童南伟　四川大学华西医院

（三）贵州省
李　红　贵州医科大学附属医院
时立新　贵阳医学院附属医院

（四）云南省
李　红　昆明医科大学第一附属医院

六、西北地区：陕西省、甘肃省、宁夏回族自治区、新疆维吾尔自治区、青海省

（一）陕西省
姚孝礼　西安交通大学第一附属医院
姬秋和　空军军医大学第一附属医院（西京医院）

（二）甘肃省
刘　静　甘肃省人民医院
汤旭磊　兰州大学第一医院

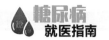

（三）宁夏回族自治区
谢晓敏　银川市第一人民医院

（四）新疆维吾尔自治区
李凯利　新疆维吾尔自治区中医医院

（五）青海省
姚勇利　青海省人民医院

七、东北地区：黑龙江省、吉林省、辽宁省

（一）黑龙江省
匡洪宇　哈尔滨医科大学附属第一医院
李艳波　哈尔滨医科大学附属第一医院

（二）吉林省
王桂侠　吉林大学白求恩第一附属医院

（三）辽宁省
杜建玲　大连医科大学附属第一医院
李　玲　中国医科大学附属盛京医院
单忠艳　中国医科大学附属第一医院
高政南　大连医科大学附属大连市中心医院

注：上述专家排名不分先后

鸣　谢

感谢中科耐迪（杭州）生物技术股份有限公司肉桂补充剂（天安牌肉桂铬酵母胶囊）、酵母铬（天安牌铬酵母胶囊）对本书出版给予的支持与帮助（美福明®　天安糖泰®）。